Paleo kuharicu 2023

Savršeni recepti za vraćanje prirodnog balansa u vašem životu

Juraj Knežević

sadržaj

Odrezak na žaru s hashom od nasjeckanog korjenastog povrća 10
Azijska mješavina govedine i povrća 12
Filet cedra s azijskom slaterom i slatom 14
Zapečeni tri-Tip odrezak od cvjetače Pepperonata 17
Plosnati odrezak au poivre s Dijon umakom od gljiva 19
odresci 19
umak 19
Grilovani ravni odrezak s karameliziranim lukom i salsa salatom 22
odresci 22
salsa salata 22
Karamelizirani luk 23
Ribalice na žaru sa začinskim lukom i maslacem od češnjaka 25
Ribeye salata s ciklom na žaru 27
Rebarca na korejski s đumbirovim kupusom kuhanim na pari 29
Goveđa kratka rebra s gremolatom od citrusnog komorača 32
rebra 32
Pečena bundeva 32
Gremolata 33
Goveđe pljeskavice na švedski način sa senfom i salatom od krastavaca i kopra 35
salata od krastavaca 35
goveđe pljeskavice 35
Dimljeni goveđi hamburger s pečenim korjenastim povrćem na rikuli 39
Goveđi hamburger na žaru s rajčicama u kori od sezama 42
Burger na štapiću s baba ghanoush umakom 45
Dimljene punjene paprike 47
Bison burger s cabernet lukom i rukolom 50
Bizon i janjetina na blitvi i batatama 53
Ćufte od bizona s umakom od jabuka od ribiza i Pappardelle od tikvica 56
mesne okruglice 56
Umak od jabuka i ribiza 56
Pappardelle od tikvica 57

Bizon i bolonjez vrganji s prženim češnjakom i špagetima 59
Bison Chili con Carne 62
Marokanski začinjeni odrezak bizona s limunom na žaru 64
Herbes de Provence Ribani pečeni bizon 66
Bizon pirjan u kavi s pastom od gremolate mandarine i korijena celera 68
marinada 68
kuhanje na pari 68
Juha od goveđih kostiju 71
Ribana svinjska lopatica na tuniskim začinima s pikantnim pomfritom od batata .. 73
svinjetina 73
pomfrit 73
Kubanska svinjska lopatica na žaru 76
Svinjetina na žaru s talijanskim začinima i povrćem 79
Svinjska krtica u sporom kuhanju 81
Gulaš od svinjetine i bundeve začinjen kuminom 84
Lončić punjen voćem s umakom od rakije 86
pečeno meso 86
umak od rakije 86
Porchetta pečena svinjetina 89
Tomatillo pirjani lungić 91
Svinjski file punjen marelicama 93
Svinjski file s korom od začinskog bilja i hrskavim uljem od češnjaka 95
Indijska začinjena svinjetina s umakom od kokosa 97
Svinjski scaloppini sa začinjenim jabukama i kestenima 98
Svinjska fajita pržena uz miješanje 101
Svinjski file s portom i šljivama 103
Svinjetina na Moo Shu način u zdjelicama za salatu s brzo mariniranim povrćem 105
Ukiseljeno povrće 105
svinjetina 105
Svinjski kotlet s makadamijom, kaduljom, smokvama i pireom od batata 107
Pečeni svinjski kotlet od ružmarina i lavande s grožđem i prženim orasima 109
Svinjski kotlet alla Fiorentina s brokulom Rabe na žaru 111
Pečena puretina sa pireom od češnjaka 115
Punjena pureća prsa s pesto umakom i salatom od rukole 118
Začinjena pureća prsa s BBQ umakom od višanja 120

Pureći file dinstan u vinu 122

Pureća prsa pržena na tavi s umakom od škampa od vlasca 125

Pirjani pureći but s korjenastim povrćem 127

Začinjeni pureći kruh s karameliziranim kečapom od luka i prženim šnitama kupusa 129

Turska Posole 131

juha od pileće kosti 133

Zeleni harisa losos 136

Losos 136

Harissa 136

Začinjene sjemenke suncokreta 137

salata 137

Losos na žaru sa salatom od mariniranih artičoka 140

Brzo pečeni čileanski losos od kadulje sa salsom od zelenih rajčica 142

Losos 142

Salsa od zelenih rajčica 142

Pečeni losos i šparoge en papillote s pestom od limuna i lješnjaka 145

Začinjeni losos s umakom od gljiva i jabuke 147

Sole en papillote sa skupljenim povrćem 150

Riblji tacos s pestom od rukole i kremom od dimljene limete 152

Podloga za kore od badema 154

Paketi bakalara i tikvica na žaru s pikantnim umakom od manga i bosiljka 157

Bakalar poširan u rizlingu s rajčicama punjenim pestom 159

Prženi bakalar s pistacijama i korijanderom na mljevenom slatkom krumpiru 161

Bakalar s ružmarinom i mandarinom s pečenom brokulom 163

Curry salata od bakalara s ukiseljenim rotkvicama 165

Pečena baka s limunom i komoračem 167

Cajun pecan snapper s tartar umakom, bamijom i rajčicom 169

Pljeskavice od estragon tune s aïolijem od avokada i limuna 172

Prugasti bas tagine 176

Halibut u umaku od češnjaka i račića sa zelenim sofritom 178

Bouillabaisse od plodova mora 180

Klasični ceviche od škampa 183

Salata od špinata od kokosa i škampa 186

Ceviche od tropskih škampa i jakobove kapice 188

Jamajkanski škampi s uljem avokada 190
Škampi s uvenulim špinatom i radičem 192
Salata od rakova s avokadom, grejpom i jicama 194
Kuhajte rep cajunskog jastoga s aiolijem od estragona 196
Pomfrit od školjki s aïolijem od šafrana 198
Pomfrit od pastrnjaka 198
Šafran Aioli 198
ljuska 198
Pržene dagnje s okusom mrkve 201
Jakobove kapice na žaru sa salsom od krastavaca i kopra 204
Pečene dagnje s umakom od rajčice, maslinovog ulja i začinskog bilja 207
Jakobove kapice i umak 207
salata 207
Cvjetača pečena u kimu s komoračem i bisernim lukom 209
Gusti umak od rajčice i patlidžana sa špagetima 211
Punjene portobello gljive 213
Prženi radič 215

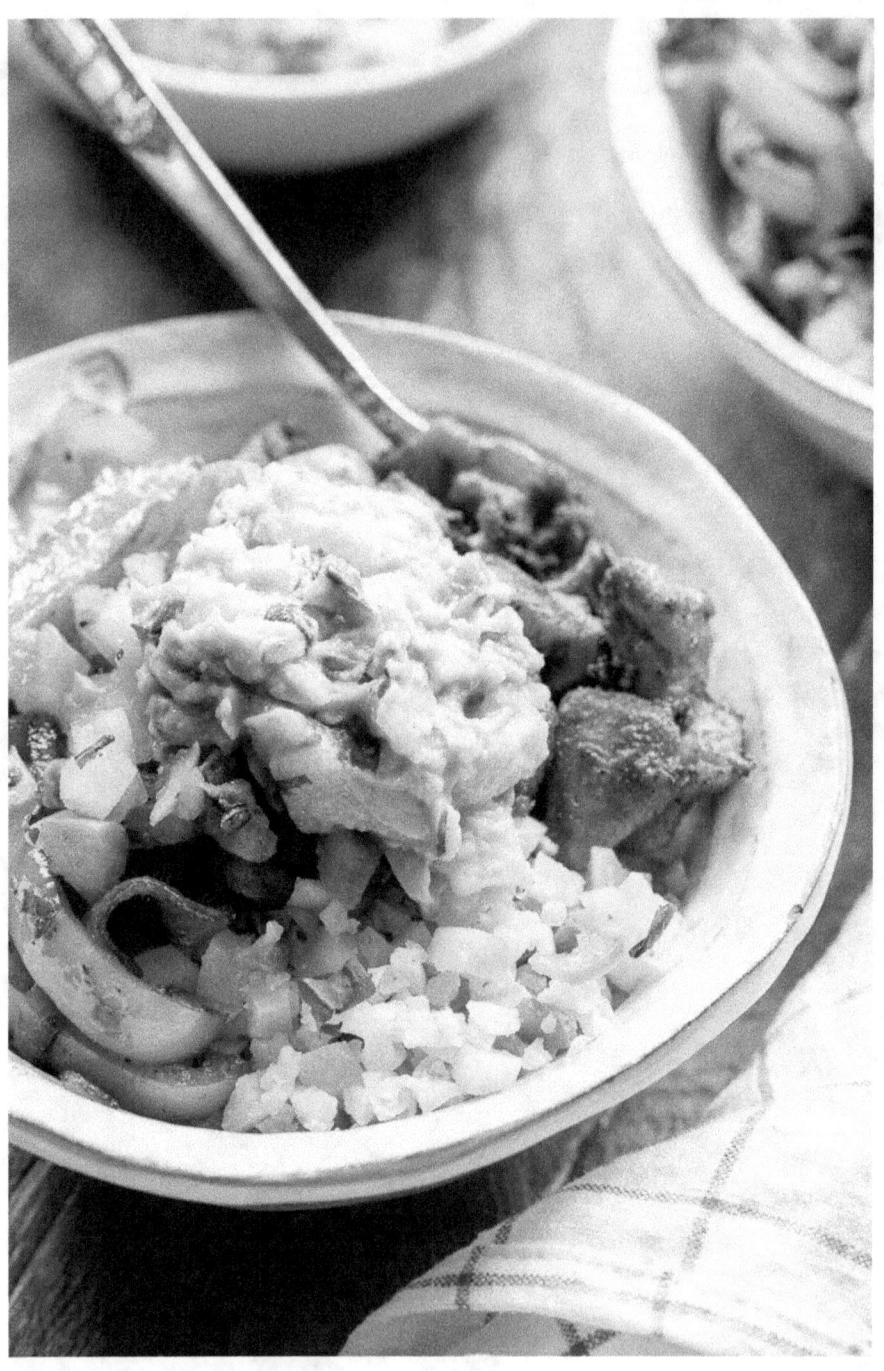

ODREZAK NA ŽARU S HASHOM OD NASJECKANOG KORJENASTOG POVRĆA

PRIPREMA:20 minuta stajati: 20 minuta roštilj: 10 minuta stajati: 5 minuta Priprema: 4 porcije

TEKSTURA STRIP STEAKA JE VRLO MEKANA, A MALA TRAKA MASNOĆE S JEDNE STRANE ODRESKA POSTAJE HRSKAVA I ZADIMLJENA NA ROŠTILJU. MOJE RAZMIŠLJANJE O ŽIVOTINJSKOJ MASTI PROMIJENILO SE OD MOJE PRVE KNJIGE. PRIDRŽAVANJE NAČELA PALEO DIET® I DRŽANJE ZASIĆENIH MASTI UNUTAR 10-15 POSTO VAŠEG DNEVNOG UNOSA KALORIJA NE POVEĆAVA RIZIK OD SRČANIH BOLESTI - ZAPRAVO, MOŽE BITI SUPROTNO. NOVE INFORMACIJE SUGERIRAJU DA POVEĆANJE LDL KOLESTEROLA ZAPRAVO MOŽE SMANJITI SUSTAVNU UPALU, FAKTOR RIZIKA ZA BOLESTI SRCA.

- 3 žlice ekstra djevičanskog maslinovog ulja
- 2 žlice naribanog svježeg hrena
- 1 žličica sitno nasjeckane narančine korice
- ½ žličice mljevenog kima
- ½ žličice crnog papra
- 4 kriške odreska (također poznate kao top chop), izrezane oko 1 cm debljine
- 2 srednja pastrnjaka, oguljena
- 1 veliki slatki krumpir, oguljen
- 1 srednja repa, oguljena
- 1 ili 2 ljutike, sitno nasjeckane
- 2 češnja češnjaka sitno nasjeckana
- 1 žlica nasjeckanog svježeg timijana

1. U maloj posudi pomiješajte 1 žlicu ulja, hren, koricu naranče, kumin i ¼ žličice papra. Smjesa za namaz odrezak; poklopite i ostavite da stoji na sobnoj temperaturi 15 minuta.

2. Za to vrijeme nasjeckajte pastrnjak, batat i repu za hašiš pomoću ribeža ili kuhače s oštricom za sjeckanje. Stavite nasjeckano povrće u veliku zdjelu; Dodati ljutiku. U maloj posudi pomiješajte preostale 2 žlice ulja, preostalu ¼ žličice papra, češnjak i majčinu dušicu. prelijte povrćem; zavrtite da se temeljito promiješa. Presavijte komad čvrste folije veličine 36 x 18 inča na pola kako biste stvorili foliju dvostruke debljine 18 x 18 inča. Stavite mješavinu povrća u sredinu folije. Zabodite suprotne rubove folije i zalijepite duplim preklopom. Savijte preostale rubove prema gore kako biste potpuno obuhvatili povrće i ostavili mjesta za paru.

3. Za roštilje na ugljen ili plin, stavite odreske i pakete folije izravno na rešetku za roštilj na srednje jakoj vatri. Pokrijte odreske i pecite ih na roštilju 10 do 12 minuta za srednje pečene (145°F) ili 12 do 15 minuta za srednje pečene (160°F). Okrenite jednom na pola kuhanja. Paket pecite na roštilju 10-15 minuta ili dok povrće ne omekša. Pustite odreske da odstoje 5 minuta dok je povrće gotovo. Podijelite hašiš od povrća na četiri tanjura za posluživanje; Odozgo stavite odreske.

AZIJSKA MJEŠAVINA GOVEDINE I POVRĆA

PRIPREMA:30 minuta kuhanja: 15 minuta priprema: 4 porcije

FIVE SPICE POWDER MJEŠAVINA JE ZAČINA BEZ SOLIŠIROKO SE KORISTI U KINESKOJ KUHINJI. NAPRAVLJEN JE OD JEDNAKIH OMJERA MLJEVENOG CIMETA, KLINČIĆA, SJEMENKI KOMORAČA, ZVJEZDASTOG ANISA I SEČANSKOG PAPRA.

- 1½ funte goveđeg filea bez kostiju ili okrugli odrezak bez govedine, narezan na 1 inč debljine
- 1½ žličice pet začina u prahu
- 3 žlice rafiniranog kokosovog ulja
- 1 manji crveni luk narezan na tanke ploške
- 1 mala hrpa šparoga (oko 12 unci), obrezana i narezana na komade od 3 inča
- 1½ šalice narančaste i/ili žute mrkve, julienned
- 4 češnja češnjaka sitno nasjeckana
- 1 žličica sitno nasjeckane narančine korice
- ¼ šalice svježeg soka od naranče
- ¼ šalice juhe od goveđe kosti (vidi_recept_) ili goveđu juhu bez dodatka soli
- ¼ šalice bijelog octa
- ¼-½ žličice mljevene crvene paprike
- 8 šalica grubo nasjeckanog napa kupusa
- ½ šalice neslanih, nasjeckanih badema ili neslanih indijskih oraščića, grubo nasjeckanih, tostiranih (vidi Savjet, stranica 57)

1. Po želji junetinu djelomično zamrznite radi lakšeg rezanja (cca 20 minuta). Narežite junetinu na vrlo tanke ploške. U velikoj zdjeli pomiješajte govedinu i pet začina u prahu. U velikom woku ili posebno velikoj tavi zagrijte 1 žlicu kokosovog ulja na srednje jakoj vatri. Dodajte polovicu govedine; kuhajte i miješajte 3-5 minuta ili dok ne porumene. Stavite govedinu u zdjelu. Ponovite s preostalom govedinom i još 1 žlicom ulja. Dodajte govedinu u zdjelu s drugom kuhanom govedinom.

2. U isti wok dodajte preostalu 1 žlicu ulja. dodajte luk; zakuhajte i miješajte 3 minute. Dodati šparoge i mrkvu; kuhajte i miješajte 2-3 minute ili dok povrće ne postane hrskavo-omekšano. Dodajte češnjak; kuhati i miješati još 1 minutu.

3. Za umak u maloj posudi pomiješajte koricu naranče, sok od naranče, juhu od goveđih kostiju, ocat i mljevenu crvenu papriku. Povrću u woku dodajte umak i svu govedinu sa svojim sokovima u zdjeli. Kuhajte i miješajte 1-2 minute ili dok se ne zagrije. Koristeći šupljikavu žlicu, dodajte govedinu i povrće u veliku zdjelu. Poklopiti da ostane toplo.

4. Umak kuhajte nepoklopljen na srednje jakoj vatri 2 minute. Dodajte kupus; kuhajte i miješajte 1-2 minute ili dok kupus ne uvene. Podijelite kupus i sve sokove od kuhanja na četiri tanjura. Ravnomjerno pospite mješavinom govedine. Pospite orasima.

FILET CEDRA S AZIJSKOM SLATEROM I SLATOM

UPITI:1 sat Priprema: 40 minuta Roštilj: 13 minuta Odstajanje: 10 minuta Priprema: 4 porcije.

NAPA KUPUS PONEKAD SE NAZIVA I KINESKI KUPUS.LIJEPI LISTOVI KREM BOJE SA SVIJETLIM ŽUTO-ZELENIM VRHOVIMA. IMA NJEŽAN, BLAG OKUS I TEKSTURU – VRLO RAZLIČITU OD VOŠTANIH LISTOVA OKRUGLOG KUPUSA – I, NE IZNENAĐUJE, PRIRODNA JE U AZIJSKOM STILU KUHANJA.

1 velika cedrovina

¼ unce suhih shiitake gljiva

¼ šalice ulja od oraha

2 žličice sitno nasjeckanog svježeg đumbira

2 žličice mljevene crvene paprike

1 žličica mljevenog seschan papra

¼ žličice praha od pet začina

4 češnja češnjaka sitno nasjeckana

4 odreska od pečenice od 4 do 5 unci, narezana na ¾ do 1 inča debljine

Salata od azijskog kupusa (vidirecept, dolje)

1. Dasku za roštilj stavite u vodu; težinu i namačite najmanje 1 sat.

2. U međuvremenu, za azijski slather, prelijte kipuću vodu preko suhih shiitake gljiva u maloj posudi. Ostavite da se rehidrira 20 minuta. Ocijedite gljive i stavite u multipraktik. Dodajte orašasto ulje, đumbir, mljevenu crvenu papriku, sečuanski papar u zrnu, pet začina u

prahu i češnjak. Poklopite i kuhajte dok se gljive ne raspadnu i sastojci ne sjedine. stavite ga na stranu.

3. Ispraznite dasku roštilja. Za roštilj na drveni ugljen stavite srednje vrući ugljen po obodu roštilja. Stavite dasku izravno preko ugljena na rešetki za kuhanje. Poklopite i pecite na roštilju 3-5 minuta, ili dok daska ne zapucketa i ne počne se dimiti. Stavite odreske izravno na ugljen na roštilju. Pecite na roštilju 3-4 minute ili dok ne porumene. Prebacite odreske na dasku za rezanje, pečenom stranom prema gore. Stavite dasku u sredinu roštilja. Podijelite azijski Slather na odreske. Pokrijte i pecite na roštilju 10 do 12 minuta, ili dok termometar s trenutačnim očitanjem umetnut vodoravno u odrezak ne pokaže 130°F. (Za plinski roštilj, prethodno zagrijte roštilj. Smanjite temperaturu na srednje nisku. Stavite ocijeđenu dasku na rešetku za roštilj; poklopite i pecite 3-5 minuta ili dok daska ne zapucketa i ne počne se dimiti. Pržite odreske 3-4 minute, ili dok se ne stavi na rešetku za pečenje. Stavite odreske na dasku, pečenom stranom prema gore. Postavite roštilj za neizravno kuhanje. Stavite dasku za odreske na ugašeni plamenik. Odrezak namažite slagom. Pokrijte i pecite na roštilju 10-12 minuta ili dok termometar s trenutačnim očitanjem umetnut vodoravno u odrezak ne pokaže 130°F.)

4. Skinite odreske s roštilja. Odreske labavo prekrijte folijom; Neka odstoji 10 minuta. Odreske narežite na ploške debljine ¼ inča. Odrezak poslužite uz azijsku salatu od kupusa.

Azijska salata od kupusa: U velikoj zdjeli narežite na tanke ploške 1 srednji napa kupus. 1 šalica nasjeckanog crvenog kupusa; 2 mrkve, oguljene i narezane na julienne trake; 1 crvena ili žuta paprika babura, očišćena od sjemenki i vrlo tanko narezana; 4 mlada luka narezana na tanke ploške; 1-2 serrano čilija, bez sjemenki i nasjeckanih (vidi savjet); 2 žlice nasjeckanog korijandera; i 2 žlice nasjeckane metvice. Za preljev pomiješajte 3 žlice svježeg soka od limete, 1 žlicu naribanog svježeg đumbira, 1 češanj mljevenog češnjaka i ⅛ žličice pet začina u prahu u procesoru hrane ili blenderu. Pokrijte i miješajte dok ne postane glatko. Dok procesor radi, postupno dodajte ½ šalice orahovog ulja i miješajte dok ne postane glatko. U preljev dodajte 1 sitno narezani mladi luk. Pospite salatom od kupusa i premažite.

ZAPEČENI TRI-TIP ODREZAK OD CVJETAČE PEPPERONATA

PRIPREMA:25 minuta kuhanja: 25 minuta pripreme: 2 porcije

PEPERONATA JE TRADICIONALNO RAGU KOJI SE SPORO KUHAPAPRIKE S LUKOM, ČEŠNJAKOM I ZAČINSKIM BILJEM. NAPRAVLJENA OD IZDAŠNIJE CVJETAČE, OVA BRZO PEČENA VERZIJA SLUŽI I KAO PREDJELO I KAO PRILOG.

- 2 odreska s tri vrha od 4 do 6 unci, izrezana debljine ¾ do 1 inča
- ¾ žličice crnog papra
- 2 žlice ekstra djevičanskog maslinovog ulja
- 2 crvene i/ili žute paprike babure, očišćene od sjemenki i narezane na ploške
- 1 ljutika, tanko narezana
- 1 žličica mediteranskih začina (vidirecept)
- 2 šalice malih cvjetova cvjetače
- 2 žlice balzamičnog octa
- 2 žličice svježeg timijana

1. Odreske osušite papirnatim ručnikom. Pospite odreske s ¼ žličice crnog papra. Zagrijte 1 žlicu ulja u velikoj tavi na srednje jakoj vatri. Dodajte odreske u tavu; Smanjite vatru na srednju. Pecite srednje pečeno (145°F) 6-9 minuta, povremeno okrećući. (Ako se meso prebrzo zapeče, smanjite vatru.) Izvadite odreske iz tave. Lagano pokrijte aluminijskom folijom da ostane toplo.

2. U tavu za feferonatu dodajte preostalu 1 žlicu ulja. Dodajte papriku i ljutiku. Pospite mediteranskim začinima. Kuhajte na srednjoj vatri oko 5 minuta ili dok paprike ne omekšaju, povremeno miješajući. Dodajte cvjetaču, balzamični ocat, majčinu dušicu i preostalu ½ žličice crnog papra. Poklopite i kuhajte 10-15 minuta ili dok cvjetača ne omekša, povremeno miješajući. Odreske vratite u tavu. Odreske prelijte smjesom od feferonate. Poslužite odmah.

PLOSNATI ODREZAK AU POIVRE S DIJON UMAKOM OD GLJIVA

PRIPREMA:15 minuta kuhanja: 20 minuta priprema: 4 porcije

OVAJ FRANCUSKI ODREZAK S UMAKOM OD GLJIVAMOŽE BITI NA STOLU ZA NEŠTO VIŠE OD 30 MINUTA – ŠTO GA ČINI IZVRSNIM IZBOROM ZA BRZU VIKEND VEČERU.

ODRESCI
- 3 žlice ekstra djevičanskog maslinovog ulja
- 1 kg malih šparoga, narezanih
- 4 odreska od fileta od 6 unci (bez kostiju);
- 2 žlice nasjeckanog svježeg ružmarina
- 1½ žličice mljevenog crnog papra

UMAK
- 8 unci narezanih svježih gljiva
- 2 češnja češnjaka sitno nasjeckana
- ½ šalice juhe od goveđe kosti (vidi<u>recept</u>)
- ¼ šalice suhog bijelog vina
- 1 žlica Dijon senfa (vidi<u>recept</u>)

1. Zagrijte 1 žlicu ulja u velikoj tavi na srednje jakoj vatri. Dodati šparoge; Kuhajte 8-10 minuta ili dok ne postane hrskavo, povremeno okrećući koplje da ne zagori. staviti šparoge na tanjur; Pokriti folijom da ostane toplo.

2. Odreske pospite ružmarinom i popaprite; protrljajte ga prstima. U istoj tavi zagrijte preostale 2 žlice ulja na srednje jakoj vatri. Dodati odreske; Smanjite vatru na srednju. Pecite na srednje pečenoj (145°F) 8-12 minuta, povremeno okrećući meso. (Ako se meso prebrzo zapeče, smanjite vatru.) Izvadite meso iz tave i bacite kaplje. Odreske labavo prekrijte folijom da ostanu topli.

3. Za umak dodajte šampinjone i češnjak u tavu. kuhati dok ne omekša uz povremeno miješanje. Dodajte juhu, vino i Dijon senf. Kuhajte na srednje jakoj vatri, ostružite zapečene komade s dna posude. vrije; Neka kuha još 1 minutu.

4. Podijelite šparoge na četiri tanjura. nadjenuti odreske; Žlicom prelijte umak preko odreska.

*Napomena: Ako ne možete pronaći plosnati odrezak od 6oz, kupite dva odrezaka od 8-12oz i prerežite ih na pola da napravite četiri odreska.

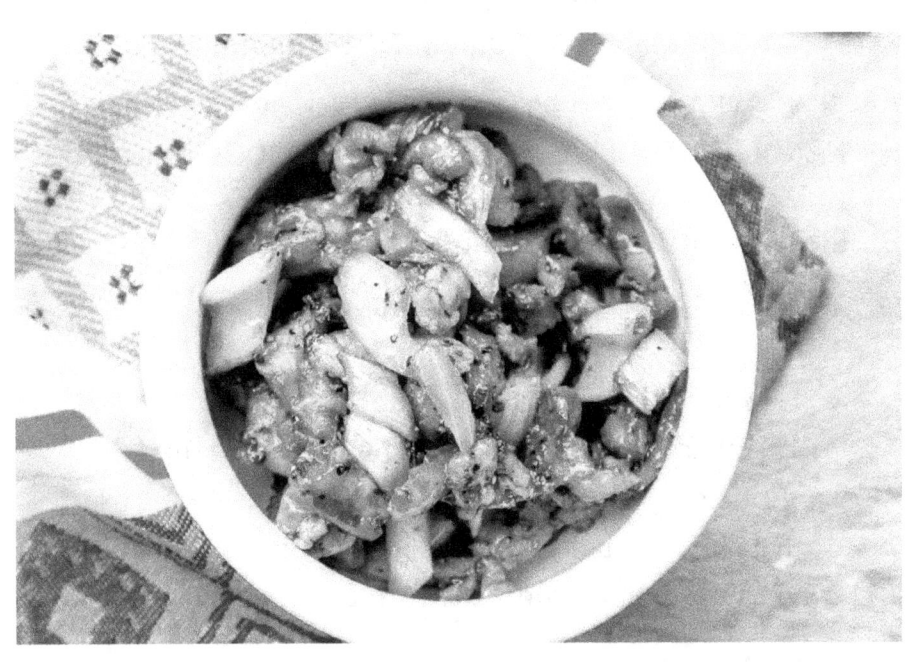

GRILOVANI RAVNI ODREZAK S KARAMELIZIRANIM LUKOM I SALSA SALATOM

PRIPREMA:Kiseljenje 30 minuta: pečenje 2 sata: hlađenje 20 minuta: roštilj 20 minuta: 45 minuta: 4 porcije

FLAT STEAK JE RELATIVNO NOVKROJ SE RAZVIO TEK PRIJE NEKOLIKO GODINA. IZREZAN IZ UKUSNOG DIJELA NOGU U BLIZINI LOPATICE, IZNENAĐUJUĆE JE NJEŽAN I IMA MNOGO SKUPLJI OKUS NEGO ŠTO JEST - VJEROJATNO ODGOVORAN ZA NJEGOV BRZI PORAST POPULARNOSTI.

ODRESCI
- ⅓ šalice svježeg soka od limete
- ¼ šalice ekstra djevičanskog maslinovog ulja
- ¼ šalice grubo nasjeckanog cilantra
- 5 češnja češnjaka, sitno nasjeckanog
- 4 ravna željezna odreska od 6 unci (otkoštena lopatica)

SALSA SALATA
- 1 (engleski) krastavac bez sjemenki (oguljen po ukusu), narezan na kockice
- 1 šalica grožđanih rajčica narezanih na četvrtine
- ½ šalice crvenog luka nasjeckanog na kockice
- ½ šalice grubo nasjeckanog cilantra
- 1 poblano čili, bez sjemenki i narezan na kockice (vidi_savjet_)
- 1 jalapeño, očišćen od sjemenki i nasjeckan (vidi_savjet_)
- 3 žlice svježeg soka od limete
- 2 žlice ekstra djevičanskog maslinovog ulja

KARAMELIZIRANI LUK

2 žlice ekstra djevičanskog maslinovog ulja

2 velika slatka luka (kao što su Maui, Vidalia, Texas Sweet ili Walla Walla)

½ žličice mljevene chipotle čili papričice

1. Stavite odreske u plastičnu vrećicu koja se može zatvoriti po odresku u plitku posudu. stavite ga na stranu. U maloj posudi pomiješajte sok limete, ulje, korijander i češnjak. Prelijte odreske u vrećici. vrećice za brtvljenje; rotirajte za premazivanje. Marinirati u hladnjaku 2 sata.

2. Za salatu, pomiješajte krastavac, rajčicu, luk, cilantro, poblano i jalapeño u velikoj zdjeli. Baci ga u igru. U manjoj posudi pomiješajte sok limete i maslinovo ulje kako biste napravili preljev. preljev preko povrća; baciti kaput. Pokrijte i ohladite do posluživanja.

3. Za luk zagrijte pećnicu na 400°F. Namažite unutrašnjost nizozemske pećnice maslinovim uljem. stavite ga na stranu. Prerežite luk po dužini na pola, ogulite ljusku, a zatim poprečno narežite na ploške od ¼ inča. Bacite preostalo maslinovo ulje, luk i chipotle čili papričicu u pećnicu. Pokrijte i pecite 20 minuta. Pokrijte i ostavite da se ohladi oko 20 minuta.

4. Ohlađeni luk stavite u gril vrećicu od folije ili zamotajte u duplo deblju foliju. Probušite vrh folije na nekoliko mjesta štapićem.

5. Za roštilj na drveni ugljen stavite srednje vrući ugljen po obodu roštilja. Provjerite srednju temperaturu iznad središta roštilja. Stavite paket na sredinu

rešetke roštilja. Pokrijte i pecite na roštilju oko 45 minuta, ili dok luk ne omekša i postane žut. (Za plinski roštilj, prethodno zagrijte roštilj. Smanjite toplinu na srednje nisku. Postavite za neizravno kuhanje. Stavite paket na plamenik. Poklopite i pecite prema uputama.)

6. Izvadite odreske iz marinade; Odbacite marinadu. Za roštilj na ugljen ili plin, stavite odreske izravno na roštilj na srednje jaku vatru. Pokrijte i pecite na roštilju 8 do 10 minuta ili dok termometar s trenutačnim očitanjem umetnut vodoravno u odrezak ne pokaže 135°F i ne okrene se jednom. Stavite odreske na tanjur, pokrijte ih aluminijskom folijom i ostavite da odstoje 10 minuta.

7. Za posluživanje podijelite salsa salatu na četiri tanjura za posluživanje. Na svaki tanjur stavite po jedan odrezak i na vrh stavite hrpu karameliziranog luka. Poslužite odmah.

Upute za pripremu: Salsa salata se može napraviti i ohladiti do 4 sata prije posluživanja.

RIBALICE NA ŽARU SA ZAČINSKIM LUKOM I MASLACEM OD ČEŠNJAKA

PRIPREMA:Kuhanje 10 minuta: hladno 12 minuta: roštilj 30 minuta: 11 minuta: 4 porcije

TOPLINA PEČENOG ODRESKA SE TOPIBRDA KARAMELIZIRANOG LUKA, ČEŠNJAKA I ZAČINSKOG BILJA U UKUSNOJ MJEŠAVINI KOKOSA I MASLINOVOG ULJA.

- 2 žlice nerafiniranog kokosovog ulja
- 1 mali luk, prepolovljen i narezan na vrlo tanke trakice (oko ¾ šalice)
- 1 režanj češnjaka, vrlo tanko narezan
- 2 žlice ekstra djevičanskog maslinovog ulja
- 1 žlica nasjeckanog svježeg peršina
- 2 žličice nasjeckanog svježeg timijana, ružmarina i/ili origana
- 4 goveđa odreska od 8 do 10 unci, izrezana debljine 1 inča
- ½ žličice svježe mljevenog crnog papra

1. Otopite kokosovo ulje u tavi srednje veličine na laganoj vatri. dodajte luk; Kuhajte 10-15 minuta ili dok lagano ne porumene, povremeno miješajući. Dodajte češnjak; Kuhajte još 2-3 minute ili dok luk ne porumeni, povremeno miješajući.

2. Stavite smjesu luka u manju zdjelu. Umiješajte maslinovo ulje, peršin i majčinu dušicu. Ohladite, bez poklopca, u hladnjaku 30 minuta ili dok smjesa ne

postane dovoljno čvrsta da se formira humak kada se izlije, povremeno miješajući.

3. Za to vrijeme odreske pospite paprom. Za roštilj na ugljen ili plin, stavite odreske izravno na roštilj na srednje jaku vatru. Pokrijte i pecite na roštilju 11 do 15 minuta za srednje pečeno (145°F) ili 14 do 18 minuta za srednje pečeno (160°F). Okrenite jednom na pola kuhanja.

4. Za posluživanje svaki odrezak stavite na tanjur. Smjesu luka odmah ravnomjerno rasporedite po odrescima.

RIBEYE SALATA S CIKLOM NA ŽARU

PRIPREMA: 20 minuta Roštilj: 55 minuta Stajanje: 5 minuta
Priprema: 4 porcije

ZEMLJANI OKUS CIKLE LIJEPO SE SLAŽE SA SLATKOĆOM NARANČE—I PRŽENI ORASI ORASI DODAJU MALO HRSKAVOSTI OVOJ SALATI OD PREDJELA, SAVRŠENOJ ZA JELO VANI U TOPLOJ LJETNOJ NOĆI.

- 1 funta srednje zlatne i/ili crvene cikle, oguljene, očišćene i narezane na kriške
- 1 manji crveni luk, narezan na tanke ploške
- 2 grančice svježeg timijana
- 1 žlica ekstra djevičanskog maslinovog ulja
- Mljeveni crni papar
- 2 goveđa odreska bez kostiju od 8 unci, izrezana ¾ inča debljine
- 2 režnja češnjaka, prerezana na pola
- 2 žlice mediteranskih začina (vidi recept)
- 6 šalica miješanog zeleniša
- 2 naranče ogulite, izvadite im jezgru i grubo nasjeckajte
- ½ šalice nasjeckanih pekan oraha, tostiranih (vidi savjet)
- ½ šalice Bright Citrus Vinaigrette (vidi recept)

1. Stavite mrkvu, luk i grančice timijana u tepsiju s folijom. Prelijte uljem i promiješajte; lagano pospite mljevenim crnim paprom. Za roštilj na ugljen ili plin, stavite posudu u sredinu roštilja. Pokrijte i pecite na roštilju 55-60 minuta, ili dok ne omekša kada se probode nožem, povremeno miješajući.

2. U međuvremenu obje strane odreska natrljajte nasjeckanim češnjakom. Pospite mediteranskim začinima.

3. Odmaknite mrkvu od središta roštilja kako biste napravili mjesta za odreske. Dodajte odreske izravno na roštilj na srednjoj vatri. Pokrijte i pecite na roštilju 11 do 15 minuta za srednje pečeno (145°F) ili 14 do 18 minuta za srednje pečeno (160°F). Okrenite jednom na pola kuhanja. Maknite foliju i odreske sa roštilja. Pustite odreske da odmore 5 minuta. Bacite grančice timijana iz pleha od folije.

4. Odrezak narežite dijagonalno na komade veličine zalogaja. Povrće podijelite na četiri tanjura. Povrh stavite narezani odrezak, ciklu, kriške luka, nasjeckane naranče i pekan orahe. Prelijte Bright Citrus Vinaigrette.

REBARCA NA KOREJSKI S ĐUMBIROVIM KUPUSOM KUHANIM NA PARI

PRIPREMA:Kuhanje 50 minuta: pečenje 25 minuta: hladno 10 sati: preko noći: 4 porcije

PROVJERITE JE LI NIZOZEMSKA PEĆNICA POKLOPLJENAVRLO ČVRSTO PRISTAJE TAKO DA TEKUĆINA OD KUHANJA NE ISPARI U RAZMAKU IZMEĐU POKLOPCA I LONCA TIJEKOM VRLO DUGOG KUHANJA NA PARI.

- 1 unca suhih shiitake gljiva
- 1½ šalice nasjeckanog mladog luka
- 1 azijska kruška, oguljena, očišćena od jezgre i nasjeckana
- 1 komad svježeg đumbira od 3 inča, oguljen i sitno nasjeckan
- 1 serrano čili papričica sitno nasjeckana (bez sjemenki po ukusu) (vidi_savjet_)
- 5 češnja češnjaka
- 1 žlica rafiniranog kokosovog ulja
- 5 kila s kostima i rebrima s kostima
- Svježe mljeveni crni papar
- 4 šalice juhe od goveđih kostiju (vidi_recept_) ili goveđu juhu bez dodatka soli
- 2 šalice narezanih svježih shiitake gljiva
- 1 žlica sitno nasjeckane korice naranče
- ⅓ šalice svježeg voćnog soka
- Kupus od đumbira kuhan na pari (vidi_recept_, dolje)
- Sitno naribana narančina korica (po želji)

1. Zagrijte pećnicu na 325°F. Osušene shiitake gljive stavite u manju zdjelu; dodajte dovoljno kipuće vode da pokrije. Ostavite da odstoji 30 minuta ili dok se ne rehidrira i omekša. Ocijedite i sačuvajte tekućinu za namakanje. Gljivu sitno narežite. Stavite gljive u malu zdjelu; pokrijte i stavite u hladnjak dok ne bude potrebno u koraku 4. Ostavite gljive i tekućinu sa strane.

2. Za umak pomiješajte mladi luk, azijske kruške, đumbir, serrano, češnjak i sačuvanu tekućinu za namakanje gljiva u multipraktiku. Pokrijte i miješajte dok ne postane glatko. Ostavite umak sa strane.

3. Zagrijte kokosovo ulje u pećnici od 6 litara na srednje jakoj vatri. Kratka rebarca pospite svježe mljevenim crnim paprom. Pržite rebra u serijama na vrućem kokosovom ulju oko 10 minuta, odnosno dok lijepo ne porumene sa svih strana, okrećući ih na pola pečenja. Vratite sva rebra u lonac. Dodajte umak i juhu od goveđih kostiju. Pokrijte pećnicu čvrstim poklopcem. Pecite oko 10 sati ili dok meso ne omekša i ne skida se s kosti.

4. Pažljivo izvadite rebra iz umaka. Stavite rebra i umak u zasebne zdjelice. Pokrijte i stavite u hladnjak preko noći. Kad se ohladi, skinite površinu umaka i odlijte masnoću. Pustite da umak zavrije na jakoj vatri. Dodajte rehidrirane gljive iz koraka 1 i svježe gljive. Lagano pirjajte 10 minuta da se umak smanji i okusi pojačaju. vratiti rebra u umak; pirjati dok se ne zagrije. Umiješajte 1 žlicu narančine korice i sok od

naranče. Poslužite s đumbirom kuhanim na pari. Po želji dodatno pospite narančinom koricom.

Pirjani kupus od đumbira: Zagrijte 1 žlicu rafiniranog kokosovog ulja u velikoj tavi na srednje jakoj vatri. Dodajte 2 žlice nasjeckanog svježeg đumbira; 2 režnja češnjaka, mljevena; i mljevena crvena paprika po ukusu. Kuhajte i miješajte dok ne zamiriše, oko 30 sekundi. Dodajte 6 šalica nasjeckane nape, savojskog kupusa ili kelja i 1 azijsku krušku, oguljenu, očišćenu od jezgre i narezanu na tanke kriške. Kuhajte uz miješanje 3 minute dok kupus malo ne uvene, a kruška omekša. Umiješajte ½ šalice nezaslađenog soka od jabuke. Poklopite i kuhajte dok kupus ne omekša, oko 2 minute. Umiješajte ½ šalice nasjeckanog mladog luka i 1 žlicu sjemenki sezama.

GOVEĐA KRATKA REBRA S GREMOLATOM OD CITRUSNOG KOMORAČA

PRIPREMA: 40 minuta pečenja na roštilju: 8 minuta sporog kuhanja: 9 sati (nisko) ili 4½ sata (jako) iskorištenje: 4 porcije

GREMOLATA JE UKUSNA MJEŠAVINA NAPRAVLJENO OD PERŠINA, ČEŠNJAKA I LIMUNOVE KORICE, POSUTO PO OSSO BUCCO - KLASIČNO TALIJANSKO JELO OD PIRJANIH TELEĆIH BUTOVA - KAKO BI SE POBOLJŠAO NJEGOV BOGATI, GLATKI OKUS. ISTO ČINI S OVIM MEKIM GOVEĐIM REBARCIMA DODAJUĆI KORICU NARANČE I SVJEŽE PERNATE LISTOVE KOMORAČA.

REBRA
- 2½ do 3 funte s kostima i rebra s kostima
- 3 žlice začina limunske trave (vidi recept)
- 1 lukovica komorača srednje veličine
- 1 veliki luk, narezan na velike komade
- 2 šalice juhe od goveđih kostiju (vidi recept) ili goveđu juhu bez dodatka soli
- 2 režnja češnjaka, prerezana na pola

PEČENA BUNDEVA
- 3 žlice ekstra djevičanskog maslinovog ulja
- 1 funta butternut tikve, oguljene, bez sjemenki i narezane na komade od ½ inča (oko 2 šalice)
- 4 žličice svježeg timijana
- Ekstra djevičansko maslinovo ulje

GREMOLATA
¼ šalice nasjeckanog svježeg peršina
2 žlice nasjeckanog češnjaka
1½ žličice sitno naribane kore limuna
1½ žličice sitno naribane narančine korice

1. Rebarca pospite začinima limunske trave; Nježno ga prstima utrljajte u meso. stavite ga na stranu. Uklonite lišće s komorača; odvojite gremolatu za citrus koromač. Narežite i narežite luk komorača.

2. Za roštilj na drveni ugljen stavite srednje vrući ugljen na jednu stranu roštilja. Provjerite srednju temperaturu na strani roštilja bez drvenog ugljena. Stavite kratka rebra na roštilj na stranu bez drvenog ugljena; Stavite komorač i kolutove luka izravno na ugljen na roštilju. Pokrijte i pecite na roštilju 8-10 minuta ili dok povrće i rebarca ne porumene. Okrenite jednom na pola kuhanja. (Za plinski roštilj, prethodno zagrijte roštilj, smanjite temperaturu na srednju. Podesite za neizravno pečenje. Stavite rebra na rešetku roštilja iznad plamenika. Stavite komorač i luk na rešetku iznad plamenika. Pokrijte i pecite prema uputama.) Kad se dovoljno ohlade. , sitno nasjeckajte komorač i luk.

3. U laganoj posudi od 5-6 litara pomiješajte nasjeckani komorač i luk, juhu od goveđih kostiju i češnjak. dodajte rebra. Poklopite i kuhajte na laganoj vatri 9-10 sati, ili na jakoj 4½-5 sati. Rebarca šupljikavom žlicom prebacite na tanjur. Pokriti folijom da ostane toplo.

4. U međuvremenu zagrijte 3 žlice ulja za bundevu u velikoj tavi na srednje jakoj vatri. Dodajte tikvicu i 3 žličice majčine dušice i promiješajte da se tikva prekrije. Stavite tikvicu u jednom sloju u tavu i pecite, bez miješanja, oko 3 minute, ili dok dno ne posmeđi. Okrenite komade bundeve; kuhajte još oko 3 minute ili dok druga strana ne porumeni. smanjiti toplinu na nisku; poklopite i kuhajte 10-15 minuta ili dok ne omekša. Pospite 1 žličicom svježe majčine dušice. Prelijte dodatnim ekstra djevičanskim maslinovim uljem.

5. Onoliko listova komorača koliko je ostalo za gremolatu sitno nasjeckajte da dobijete ¼ šalice. U manjoj posudi pomiješajte nasjeckane listove komorača, peršin, češnjak, koricu limuna i koricu naranče.

6. Popečke pospite gremolatom. Poslužite uz bundevu.

GOVEĐE PLJESKAVICE NA ŠVEDSKI NAČIN SA SENFOM I SALATOM OD KRASTAVACA I KOPRA

PRIPREMA:30 minuta kuhanja: 15 minuta priprema: 4 porcije

BEEF À LA LINDSTROM JE ŠVEDSKI HAMBURGERTRADICIONALNO PRELIVEN LUKOM, KAPARIMA I UKISELJENOM REPOM, S UMAKOM, BEZ LEPINJE. OVA VARIJANTA S PIMENTOM ZAMJENJUJE U SOLI MARINIRANU CIKLU I KAPARE PEČENOM CIKLOM I DODAJE PEČENO JAJE.

SALATA OD KRASTAVACA
- 2 žličice svježeg soka od naranče
- 2 žličice bijelog vinskog octa
- 1 žličica Dijon senfa (vidi recept)
- 1 žlica ekstra djevičanskog maslinovog ulja
- 1 veliki (engleski) krastavac bez sjemenki, oguljen i narezan na ploške
- 2 žlice sitno nasjeckanog mladog luka
- 1 žlica nasjeckanog svježeg kopra

GOVEĐE PLJESKAVICE
- 1 kilogram mljevene junetine
- ¼ šalice sitno nasjeckanog luka
- 1 žlica Dijon senfa (vidi recept)
- ¾ žličice crnog papra
- ½ žličice mljevene pimente
- ½ manje repe, pečene, oguljene i nasjeckane *

2 žlice ekstra djevičanskog maslinovog ulja

½ šalice juhe od goveđe kosti (vidi<u>recept</u>) ili goveđu juhu bez dodatka soli

4 velika jaja

1 žlica sitno nasjeckanog vlasca

1. Za salatu od krastavaca pomiješajte sok od naranče, ocat i Dijon senf u velikoj zdjeli. Polako, u tankom mlazu, dodajte maslinovo ulje i miješajte dok se preljev malo ne zgusne. Dodajte krastavac, zeleni luk i kopar; bacimo ga zajedno. Pokrijte i ohladite do posluživanja.

2. Za goveđe pljeskavice pomiješajte mljevenu junetinu, luk, Dijon senf, papar i piment u velikoj zdjeli. Dodajte pečenu mrkvu i lagano miješajte dok se ravnomjerno ne umiješa u meso. Od smjese oblikujte četiri pljeskavice debljine ½ inča.

3. Zagrijte 1 žlicu maslinovog ulja u velikoj tavi na srednje jakoj vatri. Pecite pogačice (160°) oko 8 minuta ili dok ne porumene izvana i dok se ne ispeku, okrećući ih jednom. Stavite pljeskavice na tanjur i pokrijte ih aluminijskom folijom da ostanu topli. Dodajte goveđu juhu i promiješajte kako biste ostrugali zapržene komadiće s dna tave. Kuhajte oko 4 minute ili dok se ne prepolovi. Poškropite pogačice s reduciranim sokom i ponovno ih malo pokrijte.

4. Isperite tavu i obrišite je papirnatim ručnikom. Zagrijte preostalu 1 žlicu maslinovog ulja na srednje jakoj vatri. Jaja pržite na vrućem ulju 3-4 minute, odnosno

dok bjelanjci ne omekšaju, a žumanjci ostanu mekani i tekući.

5. Na svaku goveđu pljesku stavite po jedno jaje. Pospite vlascem i poslužite uz salatu od krastavaca.

*Savjet: Za prženje cikle dobro je istrljajte i stavite na komad aluminijske folije. Prelijte s malo maslinova ulja. Zamotajte u foliju i čvrsto zatvorite. Pecite u pećnici zagrijanoj na 375°F oko 30 minuta, ili dok vilica lako ne probuši ciklu. Ostavite da se ohladi; Ogulite kožu. (Cveklu možete peći do 3 dana unaprijed. Oguljenu pečenu ciklu dobro zamotajte i stavite u hladnjak.)

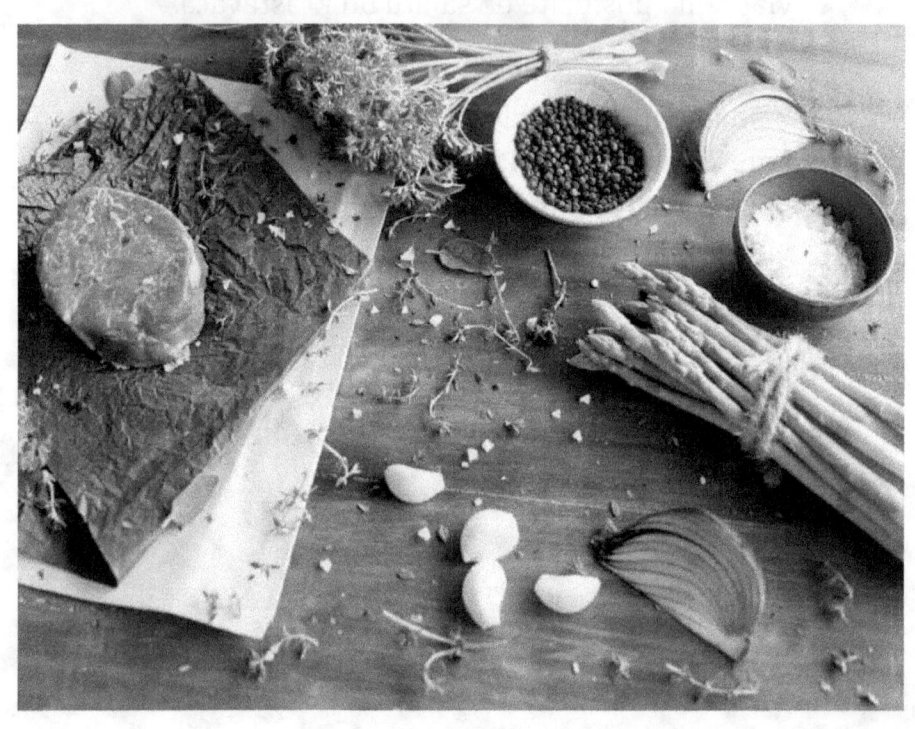

DIMLJENI GOVEĐI HAMBURGER S PEČENIM KORJENASTIM POVRĆEM NA RIKULI

PRIPREMA: Kuhanje 40 minuta: Pečenje 35 minuta: Priprema 20 minuta: 4 porcije

IMA MNOGO ELEMENATAŠTO SE TIČE OVIH IZDAŠNIH HAMBURGERA – A ZA NJIHOVO SLAGANJE TREBA VREMENA – NEVJEROJATNA KOMBINACIJA OKUSA ČINI IH VRIJEDNIMA TRUDA: MESNATI HAMBURGER PRELIVEN JE KARAMELIZIRANIM UMAKOM OD LUKA I GLJIVA, POSLUŽEN SA SLATKIM PEČENIM POVRĆEM I PAPROM. RIKULA.

- 5 žlica ekstra djevičanskog maslinovog ulja
- 2 šalice narezanih svježih gljiva, cremini i/ili shiitake
- 3 glavice žutog luka, tanko narezane*
- 2 žličice kumina
- 3 mrkve, oguljene i narezane na komade od 1 inča
- 2 pastrnjaka, oguljena i narezana na komade od 1 inča
- 1 tikvica od žira prepolovljena, očišćena od jezgre i narezana na ploške
- Svježe mljeveni crni papar
- 2 kg mljevene junetine
- ½ šalice sitno nasjeckanog luka
- 1 žlica univerzalne začinske mješavine bez soli
- 2 šalice juhe od goveđih kostiju (vidi_recept_) ili goveđu juhu bez dodatka soli
- ¼ šalice nezaslađenog soka od jabuke
- 1-2 žlice suhog šerija ili bijelog vinskog octa
- 1 žlica Dijon senfa (vidi_recept_)

1 žlica nasjeckanih listova svježeg timijana
1 žlica nasjeckanog svježeg peršinovog lišća
8 šalica listova rikule

1. Zagrijte pećnicu na 425°F. Za umak zagrijte 1 žlicu maslinovog ulja u velikoj tavi na srednje jakoj vatri. dodati gljive; kuhajte i miješajte oko 8 minuta ili dok dobro ne porumeni i omekša. Šupljikavom žlicom prebacite gljive na tanjur. Ponovno stavite tavu na plamenik. Smanjite vatru na srednju. Dodajte preostalu 1 žlicu maslinovog ulja, nasjeckani luk i sjemenke kumina. Poklopite i kuhajte 20-25 minuta ili dok luk ne omekša i dobro se zapeče, povremeno miješajući. (Prilagodite toplinu prema potrebi kako biste izbjegli pregorevanje luka.)

2. Za pečeno korjenasto povrće stavite mrkvu, pastrnjak i tikvicu u veliku posudu za pečenje. Prelijte s 2 žlice maslinova ulja i pospite paprom po ukusu. bacite da obložite povrće. Pecite 20-25 minuta ili dok ne omekšaju i počnu rumeniti, okrećući ih na pola puta. Držite povrće na toplom do posluživanja.

3. Za hamburgere pomiješajte mljevenu junetinu, nasjeckani luk i mješavinu začina u velikoj zdjeli. Podijelite mesnu smjesu na četiri jednaka dijela i oblikujte pljeskavice debljine oko 1/2 inča. U posebno velikoj tavi zagrijte preostalu 1 žlicu maslinovog ulja na srednje jakoj vatri. Dodajte hamburger u tavu; cca. Pecite 8 minuta ili dok ne porumene s obje strane, okrećući jednom. Stavite hamburger na tanjur.

4. Dodajte karamelizirani luk, sačuvane gljive, juhu od goveđih kostiju, sok od jabuke, šeri i Dijon senf i promiješajte da se sjedini. Pljeskavice vratite u posudu. Zakuha. Kuhajte dok hamburgeri nisu gotovi (160°F), oko 7-8 minuta. Dodajte svježi timijan, peršin i papar po ukusu.

5. Za posluživanje stavite 2 šalice rikule na svaki od četiri tanjura za posluživanje. Podijelite pečeno povrće na salate i nadjenite hamburgere. Mješavinu luka izdašno rasporedite po hamburgerima.

*Savjet: Kod sitnog rezanja luka velika je pomoć rezač za mandoline.

GOVEĐI HAMBURGER NA ŽARU S RAJČICAMA U KORI OD SEZAMA

PRIPREMA: 30 minuta stajanje: 20 minuta roštilj: 10 minuta čini: 4 porcije

HRSKAVE, ZLATNO-SMEĐE KRIŠKE RAJČICE SA SJEMENKAMA SEZAMAU OVIM ZADIMLJENIM HAMBURGERIMA MOŽETE SE SUPROTSTAVITI TRADICIONALNIM PECIVIMA SA SEZAMOM. POSLUŽITE S NOŽEM I VILICOM.

4 ½ inča debele kriške crvene ili zelene rajčice*
1¼ funte nemasne mljevene govedine
1 žlica dimljenog začina (vidi recept)
1 veliko jaje
¾ šalice bademovog brašna
¼ šalice sjemenki sezama
¼ žličice crnog papra
1 manji crveni luk prepoloviti i narezati
1 žlica ekstra djevičanskog maslinovog ulja
¼ šalice rafiniranog kokosovog ulja
1 manja glavica zelene salate Bibb
Paleo kečap (vidi recept)
Dijon senf (vidi recept)

1. Stavite kriške rajčice na dvostruki papirnati ubrus. Gornji dio rajčica namažite još jednim dvostrukim slojem papirnatih ručnika. Lagano pritisnite papirnati ubrus da se zalijepe za rajčice. Ostavite na sobnoj

temperaturi 20-30 minuta da upije dio soka od rajčice.

2. U velikoj zdjeli pomiješajte mljevenu junetinu i začin za dimljenje. Oblikujte četiri pljeskavice debljine ½ inča.

3. U plitkoj zdjeli vilicom lagano umutiti jaje. U drugoj plitkoj zdjeli pomiješajte bademovo brašno, sjemenke sezama i papar. Svaku krišku rajčice umočite u jaje i zarolajte. Ocijedite višak jaja. Svaku krišku rajčice umočite u smjesu s bademovim brašnom i zarolajte. Premazane rajčice stavite na ravni tanjur; stavite ga na stranu. Pomiješajte ploške luka s maslinovim uljem; Stavite ploške luka u košaru za roštilj.

4. Za roštilj na ugljen ili plin, stavite luk u košaricu i stavite goveđe pljeskavice na rešetku roštilja na srednje jaku vatru. Pokrijte i pecite na roštilju 10-12 minuta ili dok luk ne porumeni i lagano se zapeče, a pljeskavice budu gotove (160°), povremeno miješajući luk i jednom okrećući pljeskavice.

5. U međuvremenu zagrijte ulje u velikoj tavi na srednje jakoj vatri. Dodajte kriške rajčice; Pecite 8-10 minuta ili dok ne porumene, okrećući jednom. (Ako rajčice prebrzo porumene, smanjite vatru na srednje nisku. Po potrebi dodajte još ulja.) Ocijedite na tanjuru obloženom papirnatim ručnikom.

6. Za posluživanje salatu podijelite u četiri zdjelice. Prelijte pljeskavicama, lukom, paleo kečapom, dijon senfom i rajčicama u kori od sezama.

*Napomena: Vjerojatno će vam trebati 2 velike rajčice. Ako koristite crvene rajčice, birajte rajčice koje su tek zrele, ali još uvijek malo čvrste.

BURGER NA ŠTAPIĆU S BABA GHANOUSH UMAKOM

UPITI:15 minuta priprema: 20 minuta roštilj: 35 minuta čini: 4 porcije

BABA GHANOUSH JE BLISKOISTOČNA DISTRIBUCIJAOD ZADIMLJENOG GRILANOG PATLIDŽANA, S MASLINOVIM ULJEM, LIMUNOM, ČEŠNJAKOM I TAHINIJEM, PASTOM OD MLJEVENIH SJEMENKI SEZAMA. POSUT PO SEZAMU JE U REDU, ALI KADA SE NAPRAVI ULJE ILI PASTA, POSTAJE KONCENTRIRANI IZVOR LINOLNE KISELINE, KOJA MOŽE PRIDONIJETI UPALI. DOBRA JE ZAMJENA ZA MASLAC OD PINJOLA KOJI SE OVDJE KORISTI.

- 4 sušene rajčice
- 1½ kilograma nemasne mljevene junetine
- 3-4 žlice sitno nasjeckanog luka
- 1 žlica sitno nasjeckanog svježeg origana i/ili nasjeckane svježe mente ili ½ žličice sušenog origana, nasjeckanog
- ¼ žličice kajenskog papra
- Baba Ghanoush Dip (vidi)<u>recept</u>, dolje)

1. Namočite osam ražnjića od 10 inča u vodi 30 minuta. U maloj posudi prelijte kipuću vodu preko rajčica; Ostavite da se rehidrira 5 minuta. Filtrirajte rajčice i osušite ih papirnatim ručnikom.

2. U velikoj zdjeli pomiješajte nasjeckane rajčice, mljevenu junetinu, luk, origano i kajenski papar. Mesnu smjesu podijelite na osam dijelova; Svaki dio razvaljamo u kuglicu. Ražnjiće izvadite iz vode.

osušite ga. Na ražanj navucite lopticu i na ražnju je oblikujte u dugački oval. Počnite odmah ispod šiljatog vrha, ostavljajući dovoljno prostora na drugom kraju za držanje šipke. Ponovite s ostalim ražnjićima i lopticama.

3. Za roštilj na ugljen ili plin, stavite goveđe ražnjiće izravno na roštilj na srednje jaku temperaturu. Poklopite i pecite na roštilju oko 6 minuta ili dok ne bude gotovo (160°F). Poslužite s baba ghanoush umakom.

Baba Ghanoush umak za umakanje: 2 srednja patlidžana izbodite vilicom na nekoliko mjesta. Za roštilj na ugljen ili plin, stavite patlidžan izravno na roštilj na srednje jaku vatru. Pokrijte i pecite na roštilju 10 minuta ili dok ne porumene sa svih strana. Okrenite nekoliko puta tijekom pečenja. Izvadite patlidžane i pažljivo ih zamotajte u foliju. Stavite zamotani patlidžan natrag na roštilj, ali ne izravno na ugljen. Pokrijte i pecite na roštilju još 25-35 minuta, ili dok ne omekša. Cool. Prerežite patlidžan na pola i ostružite meso; Stavite meso u multipraktik. Dodajte ¼ šalice maslaca od pinjola (vidi_recept_); ¼ šalice svježeg soka od limuna; 2 režnja češnjaka, mljevena; 1 žlica ekstra djevičanskog maslinovog ulja; 2-3 žlice nasjeckanog svježeg peršina; i ½ žličice mljevenog kima. Pokrijte i izradite gotovo glatko. Ako je umak pregust za umakanje, umiješajte dovoljno vode da postignete željenu gustoću.

DIMLJENE PUNJENE PAPRIKE

PRIPREMA:Kuhanje 20 minuta: pečenje 8 minuta: 30 minuta priprema: 4 porcije

NEKA OVO BUDE OMILJENO U OBITELJIS MJEŠAVINOM ŠARENIH PAPRIKA ZA PRIVLAČNO JELO. PEČENE RAJČICE DOBAR SU PRIMJER KAKO JELU DODATI ZDRAV OKUS. AKO SE RAJČICE JEDNOSTAVNO POUGLJENJE (BEZ SOLI) PRIJE KONZERVIRANJA, POBOLJŠAT ĆE SE OKUS.

- 4 velike zelene, crvene, žute i/ili narančaste paprike
- 1 kilogram mljevene junetine
- 1 žlica dimljenog začina (vidirecept)
- 1 žlica ekstra djevičanskog maslinovog ulja
- 1 manja glavica žutog luka sitno nasjeckana
- 3 češnja češnjaka sitno nasjeckana
- 1 mala cvjetača, očišćena od sjemenki i razlomljena na cvjetove
- 1 limenka od 15 unci neslane rajčice pečene na kockice, ocijeđene
- ¼ šalice sitno nasjeckanog svježeg peršina
- ½ žličice crnog papra
- ⅛ žličice kajenskog papra
- ½ šalice preljeva od orašastih mrvica (vidirecept, dolje)

1. Zagrijte pećnicu na 375°F. Prepolovite papriku okomito. Uklonite peteljke, sjemenke i opne. baciti. Polovicu paprike ostaviti sa strane.

2. Stavite mljevenu govedinu u zdjelu srednje veličine; Pospite dimljenim začinima. Pažljivo rukama umiješajte začine u meso.

3. Zagrijte maslinovo ulje u velikoj tavi na srednje jakoj vatri. Dodajte meso, luk i češnjak; kuhajte dok meso ne porumeni, a luk ne omekša, usitnite meso miješajući drvenom kuhačom. Maknite posudu sa štednjaka.

4. U sjeckalici jako sitno nasjeckajte cvjetiće cvjetače. (Ako nemate multipraktik, naribajte cvjetaču na ribež.) Izmjerite 3 šalice cvjetače. Dodajte smjesi mljevene govedine u tavi. (Sve preostale cvjetače ostavite za drugu upotrebu.) Umiješajte ocijeđene rajčice, peršin, crni papar i kajenski paprikaš.

5. Paprike napunite smjesom od mljevene junetine, lagano zamotajte i složite na hrpice. Punjene paprike stavite u vatrostalnu posudu. Pecite 30-35 minuta ili dok paprike ne postanu hrskave i mekane. * Vrh pospite mrvicama orašastih plodova. Ako je potrebno, vratite ga u pećnicu na 5 minuta prije posluživanja da postane hrskavo.

Preljev od orašastih mrvica: U srednjoj tavi zagrijte 1 žlicu ekstra djevičanskog maslinovog ulja na srednje jakoj vatri. Umiješajte 1 žličicu suhe majčine dušice, 1 žličicu dimljene paprike i ¼ žličice češnjaka u prahu. Dodajte 1 šalicu vrlo sitno sjeckanih oraha. Kuhajte i miješajte oko 5 minuta, ili dok orašasti plodovi ne porumene i lagano se prže. Dodajte prstohvat ili dva kajenskog papra. Neka se potpuno ohladi. Preostali preljev čuvajte u dobro zatvorenoj posudi u hladnjaku do upotrebe. Čini 1 šalicu.

*Napomena: Ako koristite zelenu papriku, pecite dodatnih 10 minuta.

BISON BURGER S CABERNET LUKOM I RUKOLOM

PRIPREMA:30 minuta kuhanja: 18 minuta roštiljanja: 10 minuta kuhanja: 4 porcije

BIZON IMA VRLO MALO MASTI I KUHA SE 30-50% BRŽE OD GOVEDINE. MESO ZADRŽAVA CRVENU BOJU I NAKON KUHANJA, TAKO DA BOJA NIJE POKAZATELJ SPREMNOSTI. BUDUĆI DA JE BIZON VRLO MRŠAV, NEMOJTE KUHATI IZNAD 155°F UNUTARNJE TEMPERATURE.

- 2 žlice ekstra djevičanskog maslinovog ulja
- 2 velika luka, tanko narezana
- ¾ šalice cabernet sauvignona ili drugog suhog crnog vina
- 1 žličica mediteranskih začina (vidi_recept_)
- ¼ šalice ekstra djevičanskog maslinovog ulja
- ¼ šalice balzamičnog octa
- 1 žlica sitno nasjeckane ljutike
- 1 žlica nasjeckanog svježeg bosiljka
- 1 manji režanj češnjaka, sitno nasjeckan
- 1 kg mljevenog bizona
- ¼ šalice pesta od bosiljka (vidi_recept_)
- 5 šalica rikule
- Sirovi, nesoljeni pistacije, pečeni (vidi_savjet_)

1. Zagrijte 2 žlice ulja u velikoj tavi na srednje niskoj temperaturi. Dodajte luk. Poklopite i kuhajte 10-15 minuta ili dok luk ne omekša, povremeno miješajući. Otkriti; kuhajte i miješajte na srednjoj vatri 3-5 minuta ili dok luk ne porumeni. dodati vino; kuhajte

oko 5 minuta ili dok većina vina ne ispari. Pospite mediteranskim začinima; držati ga toplim.

2. U međuvremenu, za vinaigrette, pomiješajte ¼ šalice maslinovog ulja, ocat, ljutiku, bosiljak i češnjak u staklenci. Poklopiti i dobro protresti.

3. U velikoj zdjeli lagano pomiješajte mljeveni bizon i pesto od bosiljka. Nježno oblikujte mesnu smjesu u četiri pljeskavice debljine ¾ inča.

4. Za roštilj na ugljen ili plin, pljeskavice stavite izravno na lagano podmazanu rešetku za pečenje na srednje jakoj vatri. Pokrijte i pecite na žaru do željene pečenosti (145°F srednje pečeno ili 155°F srednje), oko 10 minuta. Okrenite jednom na pola kuhanja.

5. Stavite rikulu u veliku zdjelu. Prelijte vinaigrette preko rikule; baciti kaput. Za posluživanje, podijelite luk na četiri tanjura. Na svaki stavite hamburger od bizona. Na burger stavite rukolu i pospite pistaćima.

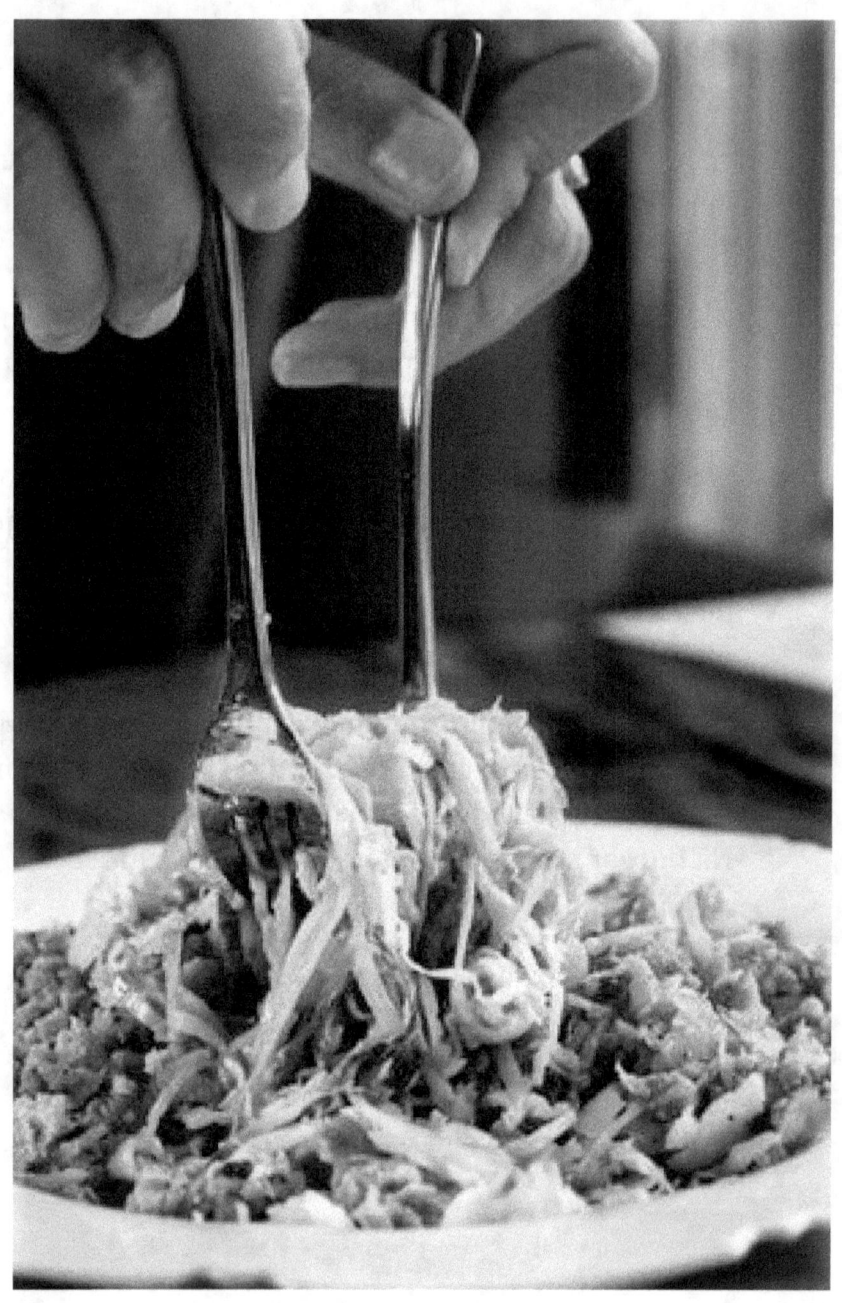

BIZON I JANJETINA NA BLITVI I BATATAMA

PRIPREMA:1 sat kuhanja: 20 minuta pečenja: 1 sat stajanja: 10 minuta priprema: 4 porcije

OVO JE STAROMODNA DOMAĆA KUHINJA S MODERNIM DODIROM. UMAK OD CRVENOG VINA DAJE MESNOJ ŠTRUCI DODATAN OKUS, A BLITVA I SLATKI KRUMPIR ZGNJEČENI S KREMOM OD INDIJSKIH ORAŠČIĆA I KOKOSOVIM ULJEM NEVJEROJATNU HRANJIVU VRIJEDNOST.

- 2 žlice maslinovog ulja
- 1 šalica sitno nasjeckanih cremini gljiva
- ½ šalice nasjeckanog crvenog luka (1 srednji)
- ½ šalice sitno nasjeckanog celera (1 stabljika)
- ⅓ šalice sitno nasjeckane mrkve (1 mala)
- ½ manje jabuke, oguljene i nasjeckane
- 2 češnja češnjaka sitno nasjeckana
- ½ žličice mediteranskih začina (vidi recept)
- 1 veće jaje, lagano tučeno
- 1 žlica svježe kadulje
- 1 žlica nasjeckanog svježeg timijana
- 8 oz mljevenog bizona
- 8 unci mljevene janjetine ili govedine
- ¾ šalice suhog crnog vina
- 1 srednji mladi luk, sitno nasjeckan
- ¾ šalice juhe od goveđe kosti (vidi recept) ili goveđu juhu bez dodatka soli
- Pire od batata (vidi recept, dolje)
- Blitva od češnjaka (vidi recept, dolje)

1. Zagrijte pećnicu na 350°F. Zagrijte ulje u velikoj tavi na srednje jakoj vatri. Dodajte gljive, luk, celer i mrkvu; kuhajte i miješajte oko 5 minuta ili dok povrće ne omekša. smanjiti toplinu na nisku; dodajte zgnječenu jabuku i češnjak. Poklopite i kuhajte oko 5 minuta ili dok povrće ne omekša. Maknite s vatre; Umiješajte mediteranske začine.

2. Koristeći šupljikavu žlicu, dodajte smjesu gljiva u veliku zdjelu, zadržavajući kaplje u tavi. Umiješajte jaje, kadulju i majčinu dušicu. Dodajte mljeveni bizon i mljevenu janjetinu; lagano miješati. Stavite mesnu smjesu u pravokutnu vatrostalnu posudu od 2 litre. Oblikujte pravokutnik 7 x 4 inča. Pecite oko 1 sat ili dok termometar s trenutnim očitanjem ne pokaže 155°F. Neka odstoji 10 minuta. Mesnu štrucu pažljivo stavite na tanjur za posluživanje. Pokrijte i držite na toplom.

3. Za umak na tavi ostružite kaplje iz tave i hrskavo pržene komade u tavi. Dodajte vino i ljutiku. Zakuhajte na srednjoj vatri; kuhati na pola. Dodajte juhu od goveđih kostiju; kuhati i miješati dok se ne reducira na pola. Maknite posudu sa štednjaka.

4. Za posluživanje podijelite pire od batata u četiri zdjelice. Na vrh pospite malo blitve od češnjaka. kriška mesnog kruha; Položite ploške na blitvu i prelijte umakom od pan.

Pire od slatkog krumpira: Ogulite i grubo nasjeckajte 4 slatka krumpira srednje veličine. U velikom loncu kuhajte krumpir u dovoljno kipuće vode da bude pokriven 15 minuta ili dok ne omekša. kanal. Zgnječiti gnječilicom za krumpir. Dodajte ½ šalice kreme od indijskih oraščića (vidi_recept_) i 2 žlice nerafiniranog kokosovog ulja; pire dok ne postane glatko. držati ga toplim

Blitva od češnjaka: uklonite stabljike s 2 vezice blitve i odbacite ih. Listove grubo nasjeckajte. U velikoj tavi zagrijte 2 žlice maslinovog ulja na srednje jakoj vatri. Dodajte blitvu i 2 češnja nasjeckanog češnjaka; kuhati dok blitva ne uvene uz povremeno okretanje hvataljkama.

ĆUFTE OD BIZONA S UMAKOM OD JABUKA OD RIBIZA I PAPPARDELLE OD TIKVICA

PRIPREMA:Pečenje 25 minuta: kuhanje 15 minuta: 18 minuta priprema: 4 porcije

ĆUFTE ĆE BITI VRLO VLAŽNEKAKO IH NAPRAVITI DRŽITE ZDJELU S HLADNOM VODOM PRI RUCI I POVREMENO NAVLAŽITE RUKE DOK RADITE KAKO VAM SE MESNA SMJESA NE BI LIJEPILA ZA RUKE. NEKOLIKO PUTA PROMIJENITE VODU DOK PRAVITE POLPETE.

MESNE OKRUGLICE
maslinovo ulje
½ šalice krupno nasjeckanog crvenog luka
2 češnja češnjaka sitno nasjeckana
1 jaje, lagano tučeno
½ šalice sitno nasjeckanih gljiva i peteljki
2 žlice svježeg talijanskog peršina (plosnati listovi)
2 žličice maslinovog ulja
1 funta mljevenog bizona (krupno mljevenog ako ga imate)

UMAK OD JABUKA I RIBIZA
2 žlice maslinovog ulja
2 velike jabuke Granny Smith, oguljene, očišćene od jezgre i nasjeckane
2 ljutike, sitno nasjeckane
2 žlice svježeg soka od limuna

½ šalice juhe od pileće kosti (vidi<u>recept</u>) ili pileća juha bez dodatka soli

2-3 žlice sušenog ribiza

PAPPARDELLE OD TIKVICA

6 tikvica

2 žlice maslinovog ulja

¼ šalice sitno nasjeckanog mladog luka

½ žličice mljevene crvene paprike

2 češnja češnjaka sitno nasjeckana

1. Za mesne okruglice zagrijte pećnicu na 375°F. Obrubljeni lim za pečenje lagano namažite maslinovim uljem. stavite ga na stranu. Pomiješajte luk i češnjak u multipraktiku ili blenderu. glatko pulsirajte. Stavite smjesu luka u zdjelu srednje veličine. Dodajte jaja, gljive, peršin i 2 žličice ulja; pomiješati. Dodajte mljeveni bizon; lagano ali dobro promiješajte. Mesnu smjesu podijeliti na 16 dijelova; oblikovati mesne okruglice. Ravnomjerno stavite mesne okruglice na pripremljeni lim za pečenje. pecite 15 minuta; stavite ga na stranu.

2. Za umak zagrijte 2 žlice ulja u tavi na srednje jakoj vatri. Dodajte jabuke i ljutiku; kuhajte i miješajte 6-8 minuta ili dok vrlo ne omekša. Umiješajte limunov sok. Prebacite smjesu u procesor hrane ili blender. Pokrijte i obradite ili miksajte dok ne postane glatko; natrag u tavu. Umiješajte juhu od pilećih kostiju i ribizle. vrije; Smanjite vatru. Pirjajte otklopljeno 8-10 minuta uz često miješanje. Dodajte mesne okruglice; kuhajte i miješajte na laganoj vatri dok se ne zagrije.

3. Za to vrijeme odrežite krajeve tikvica za pappardelle. Koristeći mandolinu ili vrlo oštru mašinu za guljenje povrća, narežite tikvice na tanke trakice. (Kako bi vrpce ostale netaknute, prestanite brijati kada dođete do sjemenki u sredini tikvice.) U posebno velikoj tavi zagrijte 2 žlice ulja na srednje jakoj vatri. Umiješajte mladi luk, mljevenu crvenu papriku i češnjak; zakuhajte i miješajte 30 sekundi. Dodajte trakice od tikvica. Kuhajte, lagano miješajući, oko 3 minute, ili samo dok ne uvene.

4. Za posluživanje podijelite pappardelle na četiri tanjura. Prelijte mesnim okruglicama i umakom od jabuke i ribiza.

BIZON I BOLONJEZ VRGANJI S PRŽENIM ČEŠNJAKOM I ŠPAGETIMA

PRIPREMA:30 minuta kuhanje: 1 sat 30 minuta pečenje: 35 minuta Priprema: 6 porcija

KAD SI MISLIO DA SI JEOPRISJETITE SE SVOG POSLJEDNJEG OBROKA, ŠPAGETA S MESNIM UMAKOM, KADA STE ZAPOČELI PALEO DIJETU®. OVA BOGATA BOLONJA S ČEŠNJAKOM, CRNIM VINOM I ZEMLJANIM VRGANJIMA PRELIJEVA SE ŽLICOM PREKO NITI SLATKE, ZUBASTE ŠPAGETE TIKVE. TJESTENINA VAM NEĆE NITI MALO NEDOSTAJATI.

1 unca suhih vrganja

1 šalica kipuće vode

3 žlice ekstra djevičanskog maslinovog ulja

1 kg mljevenog bizona

1 šalica nasjeckane mrkve (2)

½ šalice nasjeckanog luka (1 srednji)

½ šalice sitno nasjeckanog celera (1 stabljika)

4 češnja češnjaka sitno nasjeckana

3 žlice paste od rajčice bez soli

½ šalice crnog vina

2 limenke od 15 unci neslane rajčice narezane na kockice

1 žličica sušenog origana, zdrobljenog

1 žličica osušene majčine dušice, nasjeckane

½ žličice crnog papra

1 srednja špageta tikva (2½ do 3 funte)

1 gomolj češnjaka

1. Pomiješajte vrganje i kipuću vodu u maloj posudi. Ostavite 15 minuta. Procijedite kroz cjedilo obloženo 100% pamukom, čuvajući tekućinu za namakanje. nasjeckajte gljive; podešavanje stranice.

2. U pećnici od 4-5 litara zagrijte 1 žlicu maslinovog ulja na srednje jakoj vatri. Dodajte mljeveni bizon, mrkvu, luk, celer i češnjak. Kuhajte dok meso ne porumeni, a povrće omekša, usitnite meso miješajući drvenom kuhačom. Dodajte tijesto od rajčice; zakuhajte i miješajte 1 minutu. Dodajte crno vino; zakuhajte i miješajte 1 minutu. Pomiješajte vrganje, rajčice, origano, majčinu dušicu i papar. Dodati rezervisanu tekućinu od gljiva, pazeći da na dnu lonca nema griza ili griza. Pustite da prokuha, povremeno miješajući; Smanjite toplinu na najnižu. Poklopite i pirjajte 1½-2 sata ili dok ne postignete željenu gustoću.

3. U međuvremenu zagrijte pećnicu na 375°F. Bundevu prepolovite po dužini; ostrugati sjemenke. Stavite polovice tikvica, stranom prema dolje, u veliku vatrostalnu posudu. Kožu izbockati vilicom po cijeloj površini. Odrežite vrh od ½ inča glavice češnjaka. U vatrostalnu posudu zajedno s bundevom stavite nasjeckani češnjak. Prelijte preostalom 1 žlicom maslinovog ulja. Pecite 35-45 minuta ili dok tikva i češnjak ne omekšaju.

4. Žlicom i vilicom izvadite i narežite meso bundeve sa svake polovice. Stavite u zdjelu i poklopite da ostane toplo. Kada se češnjak dovoljno ohladi, pritisnite

donji dio luka da izvučete češnjeve. Čežnjeve češnjaka zgnječite vilicom. Pomiješajte zgnječeni češnjak s bundevom, ravnomjerno rasporedivši češnjak. Prilikom posluživanja smjesu od bundeve prelijte umakom.

BISON CHILI CON CARNE

PRIPREMA: Kuhanje 25 minuta: 1 sat 10 minuta dakle: 4 porcije

NEZASLAĐENA ČOKOLADA, KAVA I CIMET DODAJTE INTERES OVOM UKUSNOM OMILJENOM UKUSU. ZA JOŠ DIMLJENIJI OKUS ZAMIJENITE OBIČNU PAPRIKU 1 ŽLICOM SLATKE DIMLJENE PAPRIKE.

- 3 žlice ekstra djevičanskog maslinovog ulja
- 1 kg mljevenog bizona
- ½ šalice nasjeckanog luka (1 srednji)
- 2 češnja češnjaka sitno nasjeckana
- 2 konzerve rajčice narezane na kockice od 14,5 oz bez dodane soli, neslane
- 1 limenka od 6 unci neslane paste od rajčice
- 1 šalica juhe od goveđih kostiju (vidi recept) ili goveđu juhu bez dodatka soli
- ½ šalice jake kave
- 2 oz 99% kakaovih štanglica za pečenje, nasjeckanih
- 1 žlica paprike
- 1 žličica mljevenog kima
- 1 žličica sušenog origana
- 1½ žličice dimljenog začina (vidi recept)
- ½ žličice mljevenog cimeta
- ⅓ šalice pepita
- 1 žličica maslinovog ulja
- ½ šalice kreme od indijskih oraščića (vidi recept)
- 1 žličica svježeg soka od limete

½ šalice svježeg lišća korijandera

4 kriške limete

1. U pećnici zagrijte 3 žlice maslinovog ulja na srednje jakoj vatri. Dodajte mljeveni bizon, luk i češnjak; Kuhajte 5 minuta ili dok meso ne porumeni, miješajući drvenom kuhačom da se meso izlomi. Pomiješajte neocijeđene rajčice, pastu od rajčice, juhu od goveđih kostiju, kavu, čokoladu za pečenje, papriku, kumin, origano, 1 žličicu dimljenih začina i cimet. vrije; Smanjite vatru. Poklopite i pirjajte 1 sat uz povremeno miješanje.

2. U međuvremenu pecite pepitas u maloj tavi s 1 žličicom maslinovog ulja na srednje jakoj vatri dok ne popucaju i poprime zlatnosmeđu boju. Stavite pepitas u manju posudu. dodajte preostalih ½ žličice dimljenog začina; baciti kaput.

3. Pomiješajte kremu od indijskih oraščića i sok limete u maloj posudi.

4. Za posluživanje žlicom stavite čili u zdjelice. Gornji dijelovi s kremom od indijskih oraščića, pepitama i korijanderom. Poslužite s kriškama limete.

MAROKANSKI ZAČINJENI ODREZAK BIZONA S LIMUNOM NA ŽARU

PRIPREMA:10 minuta roštiljanja: 10 minuta: 4 porcije

POSLUŽITE OVE BRZE ODRESKES HLADNOM I HRSKAVOM ZAČINJENOM SALATOM OD KUPUSA OD MRKVE (VIDI<u>RECEPT</u>). AKO ŽELITE NEŠTO UKUSNO, ANANAS NA ŽARU S VRHNJEM OD KOKOSA (VIDI<u>RECEPT</u>) BIO BI DOBAR NAČIN DA ZAVRŠITE OBROK.

- 2 žlice mljevenog cimeta
- 2 žlice paprike
- 1 žlica češnjaka u prahu
- ¼ žličice kajenskog papra
- 4 odreska fileta bizona mignon od 6 unci, narezana na ¾ do 1 inča debljine
- 2 limuna horizontalno prepolovljena

1. Pomiješajte cimet, papriku, češnjak u prahu i kajenski papar u maloj posudi. Odreske osušite papirnatim ručnicima. Natrljajte obje strane odreska mješavinom začina.

2. Za roštilj na ugljen ili plin, stavite odreske izravno na roštilj na srednje jaku temperaturu. Pokrijte i pecite na žaru 10 do 12 minuta za srednje pečeno (145°F) ili 12 do 15 minuta za srednje pečeno (155°F). Okrenite jednom na pola kuhanja. U međuvremenu stavite limune sa stranom prema dolje na rešetku za pečenje. Pecite na roštilju 2-3 minute ili dok lagano ne porumene i ne postanu sočne.

3. Poslužite uz grilane limune za prskanje bifteka.

HERBES DE PROVENCE RIBANI PEČENI BIZON

PRIPREMA: 15 minuta kuhanje: 15 minuta pečenje: 1 sat 15 minuta stajanje: 15 minuta Priprema: 4 porcije

HERBES DE PROVENCE JE MJEŠAVINA SUŠENO BILJE KOJE U IZOBILJU RASTE U JUŽNOJ FRANCUSKOJ. MJEŠAVINA OBIČNO SADRŽI KOMBINACIJU BOSILJKA, SJEMENKI KOMORAČA, LAVANDE, MAŽURANA, RUŽMARINA, KADULJE, LJETNOG ČUBRA I MAJČINE DUŠICE. ODLIČAN JE OKUS UPRAVO NA OVOM AMERIČKOM PEČENJU.

13 kila bizona
3 žlice provansalskog bilja
4 žlice ekstra djevičanskog maslinovog ulja
3 češnja češnjaka sitno nasjeckana
4 manja pastrnjaka oguljena i nasjeckana
2 zrele kruške, bez koštice i nasjeckane
½ šalice nezaslađenog nektara od kruške
1-2 žličice svježe majčine dušice

1. Zagrijte pećnicu na 375°F. Odrežite masnoću od pečenja. U maloj posudi pomiješajte provansalsko bilje, 2 žlice maslinovog ulja i češnjak; utrljati po cijelom pečenju.

2. Pečeno stavite na rešetku u plitku posudu. Umetnite termometar za pećnicu u sredinu pečenja. * Pecite otklopljeno 15 minuta. Smanjite temperaturu pećnice na 300°F. Pecite dodatnih 60 do 65 minuta ili dok termometar za meso ne pokaže 140°F (srednje

pečeno). Pokrijte folijom i ostavite da odstoji 15 minuta.

3. Zagrijte preostale 2 žlice maslinovog ulja u velikoj tavi na srednje jakoj vatri. dodajte pastrnjak i kruške; Kuhajte 10 minuta ili dok pastrnjak ne postane hrskav i mekan, povremeno miješajući. dodati nektar kruške; Kuhajte 5 minuta ili dok se umak malo ne zgusne. Pospite majčinom dušicom.

4. Pečeno narežite na tanke ploške. Meso se poslužuje uz pastrnjak i kruške.

*Savjet: Bizon je vrlo mršav i kuha se brže od govedine. Također, meso je crvenije boje od govedine, tako da se ne možete osloniti na vizualne znakove da biste odredili spremnost. Trebat će vam termometar za meso kako biste znali kada je meso gotovo. Termometar za pećnicu je idealan, ali nije neophodan.

BIZON PIRJAN U KAVI S PASTOM OD GREMOLATE MANDARINE I KORIJENA CELERA

PRIPREMA:15 minuta kuhanja: 2 sata 45 minuta: 6 porcija

KRATKA REBRA BIZONA SU VELIKA I MESNATA. TREBA IH DOBRO DUGO KUHATI U TEKUĆINI DA OMEKŠAJU. GREMOLATA S KORICOM MANDARINE POJAČAVA OKUS OVOG UKUSNOG JELA.

MARINADA
- 2 šalice vode
- 3 šalice jake kave, ohlađene
- 2 šalice svježeg soka od mandarine
- 2 žlice nasjeckanog svježeg ružmarina
- 1 žličica krupno mljevenog crnog papra
- Kratka rebra bizona od 4 funte, razrezana između rebara da se razdvoje

KUHANJE NA PARI
- 2 žlice maslinovog ulja
- 1 žličica crnog papra
- 2 šalice nasjeckanog luka
- ½ šalice nasjeckane ljutike
- 6 češnja češnjaka, sitno nasjeckanog
- 1 jalapeño čili, bez sjemenki i nasjeckan (vidi savjet)
- 1 šalica jake kave
- 1 šalica juhe od goveđih kostiju (vidi recept) ili goveđu juhu bez dodatka soli
- ¼ šalice paleo kečapa (vidi recept)

2 žlice Dijon senfa (vidi<u>recept</u>)
3 žlice jabučnog octa
Pulpa korijena celera (vidi<u>recept</u>, dolje)
Mandarina Gremolata (vidi<u>recept</u>, točno)

1. Za marinadu, pomiješajte vodu, ohlađenu kavu, sok od mandarine, ružmarin i crni papar u velikoj posudi koja ne reaguje (od stakla ili nehrđajućeg čelika). dodajte rebra. Ako je potrebno, stavite tanjur na rebra da ih potopite. Pokrijte i ostavite u hladnjaku 4-6 sati, presložite i jednom premiješajte.

2. Za pečenje u loncu, zagrijte pećnicu na 325°F. Ocijedite rebra i bacite marinadu. Posušite rebra papirnatim ručnikom. Zagrijte maslinovo ulje u velikoj nizozemskoj pećnici na srednje jakoj vatri. Rebra začinite crnim paprom. Pržite rebra u serijama dok ne porumene sa svih strana, oko 5 minuta po seriji. Stavite na veliki tanjur.

3. U tavu dodajte luk, ljutiku, češnjak i jalapeno. Smanjite vatru na srednju, poklopite i kuhajte dok povrće ne omekša. Povremeno ih promiješajte oko 10 minuta. Dodajte kavu i juhu; promiješajte i ostružite posmeđene komadiće. Dodajte Paleo kečap, Dijon senf i ocat. Zakuha. dodajte rebra. Poklopite i stavite u pećnicu. Kuhajte dok meso ne omekša, oko 2 sata i 15 minuta, lagano miješajući i jednom ili dva puta presložite rebra.

4. Stavite rebra na tanjur; Šator s folijom za grijanje. žlicom masnoće s površine umaka. Kuhajte umak 2 šalice, oko 5 minuta. Podijelite pire od korijena celera

na 6 tanjura; Odozgo stavite rebarca i umak. Pospite gremolatom od mandarine.

Kaša od korijena celera: U velikom loncu pomiješajte 3 kilograma korijena celera, oguljenog i narezanog na komade od 1 inča, i 4 šalice juhe od pileće kosti (vidi_recept_) ili neslanu pileću juhu. vrije; Smanjite vatru. Ocijedite korijen celera i sačuvajte juhu. Korijen celera vratite u lonac. Dodajte 1 žlicu maslinovog ulja i 2 žličice nasjeckanog svježeg timijana. Zgnječite korijen celera gnječilicom za krumpir i dodajte nekoliko žlica juhe da postignete željenu gustoću.

Mandarina Gremolata: U malu zdjelu ubacite ½ šalice svježeg peršina, 2 žlice sitno nasjeckane kore mandarine i 2 režnja nasjeckanog češnjaka.

JUHA OD GOVEĐIH KOSTIJU

PRIPREMA: 25 minuta pečenje: 1 sat kuhanje: 8 sati
priprema: 8-10 šalica

OD OTKOŠTENIH VOLOVSKIH REPOVA DOBIVA SE IZUZETNO UKUSNA JUHA MOŽE SE KORISTITI U BILO KOJEM RECEPTU KOJI ZAHTIJEVA GOVEĐU JUHU – ILI JEDNOSTAVNO KAO ŠALICA ZA VAN U BILO KOJE DOBA DANA. IAKO SU PRIJE POTJECALI OD VOLOVA, VOLOVSKI REPOVI SADA POTJEČU OD GOVEDA.

5 mrkvi, krupno nasjeckanih

5 štapića celera, grubo nasjeckanog

2 glavice žutog luka, neoguljene, prepolovite

8 unci bijelih gljiva

1 režanj češnjaka, neoguljen, prerezan na pola

2 kg volovskih ili goveđih kostiju

2 rajčice

12 šalica hladne vode

3 lista lovora

1. Zagrijte pećnicu na 400°F. U veću posudu za pečenje ili pliću posudu posložite mrkvu, celer, luk, gljive i češnjak. Na povrće stavite kosti. Miješajte rajčice u multipraktiku dok ne postanu glatke. Za preljev rasporedite rajčice na kosti (u redu je ako dio pirea kapne na tavu i na povrće). Pecite 1-1,5 sat, ili dok kosti ne porumene, a povrće se karamelizira. Kosti i povrće prebacite u pećnicu ili lonac od 10-12 litara. (Ako se dio smjese rajčice karamelizira na dnu

posude, ulijte 1 šalicu vruće vode u posudu i ostružite sve komadiće. Prelijte tekućinu preko kostiju i povrća, smanjite količinu vode za 1 šalicu.

2. Pustite smjesu da polako zakuha na srednje jakoj vatri. Smanjite toplinu; Poklopiti juhu i kuhati 8-10 sati uz povremeno miješanje.

3. Procijedite juhu; Odbacite kosti i povrće. hladna juha; Prebacite juhu u posude i stavite u hladnjak do 5 dana; Može se zamrzavati 3 mjeseca. *

Upute za sporo kuhanje: Za sporo kuhalo od 6 do 8 litara upotrijebite 1 funtu goveđe kosti, 3 mrkve, 3 štapića celera, 1 žuti luk i 1 crveni luk. Pasirajte 1 rajčicu i naribajte je na kosti. Kuhajte prema uputama i dodajte kosti i povrće u sporo kuhalo. Ostružite karamelizirane rajčice prema uputama i dodajte u sporo kuhalo. Dodajte dovoljno vode da prekrije. Poklopite i kuhajte na jakoj vatri dok juha ne zakipi, oko 4 sata. Smanjite toplinu na nisku; Kuhajte 12-24 sata. juha od temeljca; Odbacite kosti i povrće. Čuvati prema uputama.

*Savjet: Za lakše uklanjanje masnoće iz juhe, juhu držite preko noći u hladnjaku u poklopljenoj posudi. Masnoća se diže do vrha i stvara čvrsti sloj koji se lako sastruže. Juha se može zgusnuti nakon hlađenja.

RIBANA SVINJSKA LOPATICA NA TUNISKIM ZAČINIMA S PIKANTNIM POMFRITOM OD BATATA

PRIPREMA:25 minuta pečenja: 4 sata pečenja: 30 minuta priprema: 4 porcije

OVO JE SUPER JELOPROHLADNOG JESENSKOG DANA. MESO U PEĆNICI PEČEMO SATIMA, PA KUĆA LIJEPO MIRIŠE I IMATE VREMENA ZA DRUGE STVARI. POMFRIT OD BATATA U PEĆNICI NEĆE BITI TAKO HRSKAV KAO BIJELI KRUMPIR, ALI JE SAM PO SEBI UKUSAN, POGOTOVO AKO SE UMOČI U MAJONEZU S ČEŠNJAKOM.

SVINJETINA
- 1 2½-3 funte svinjske lopatice s kostima
- 2 žličice mljevene ancho čili papričice
- 2 žličice mljevenog kima
- 1 žličica kima, malo zgnječenog
- 1 žličica mljevenog korijandera
- ½ žličice mljevene kurkume
- ¼ žličice mljevenog cimeta
- 3 žlice maslinovog ulja

POMFRIT
- 4 srednja slatka krumpira (oko 2 funte), oguljena i narezana na kriške od ½ inča
- ½ žličice mljevene crvene paprike
- ½ žličice luka u prahu
- ½ žličice češnjaka u prahu
- maslinovo ulje

1 glavica crvenog luka, sitno narezana

Paleo Aïoli (majoneza od češnjaka) (vidirecept)

1. Zagrijte pećnicu na 300°F. Odrežite masnoću s mesa. U maloj zdjeli pomiješajte mljeveni ancho čili, mljeveni kim, kumin, korijander, kurkumu i cimet. Meso pospite mješavinom začina; Prstima ga ravnomjerno utrljajte u meso.

2. U nizozemskoj pećnici od 5-6 litara zagrijte 1 žlicu maslinovog ulja na srednje jakoj vatri. Na zagrijanom ulju popecite svinjetinu sa svih strana. Poklopite i pirjajte oko 4 sata, ili dok ne omekša i termometar za meso ne pokaže 190°F. Izvadite Dutch oven iz pećnice. Ostavite poklopljeno dok pripremate pomfrit od batata i luka, a 1 žlicu masti ostavite u pećnici.

3. Povećajte temperaturu pećnice na 400 F. Za krumpiriće od slatkog krumpira, pomiješajte slatki krumpir, preostale 2 žlice maslinovog ulja, mljevenu crvenu papriku, luk u prahu i češnjak u prahu u velikoj zdjeli. baciti kaput. Veliki pleh ili dva manja obložiti folijom; Premažite dodatno maslinovim uljem. Slatke krumpire rasporedite u jednom sloju na pripremljeni lim za pečenje. Pecite oko 30 minuta ili dok ne omekšaju, okrećući batat jednom na pola pečenja.

4. U međuvremenu izvadite meso iz holandske pećnice. Pokriti folijom da ostane toplo. Ocijediti, ocijediti 1 žlicu masti. Očuvanu masnoću vratite u holandsku pećnicu. dodajte luk; Kuhajte na srednje jakoj vatri oko 5 minuta ili dok ne omekša, povremeno miješajući.

5. Stavite svinjetinu i luk na tanjur. S dvije vilice razvucite svinjetinu na velike komade. Svinjetina i krumpirići posluženi uz Paleo Aïoli.

KUBANSKA SVINJSKA LOPATICA NA ŽARU

PRIPREMA:Mariniranje 15 minuta: 24 sata Pečenje na roštilju: 2 sata i 30 minuta Stajanje: 10 minuta Priprema: 6-8 porcija

POZNAT KAO "LECHON ASADO" U SVOJOJ ZEMLJI PORIJEKLA,OVO SVINJSKO PEČENJE MARINIRA SE U MJEŠAVINI SVJEŽEG SOKA AGRUMA, ZAČINA, MLJEVENE CRVENE PAPRIKE I CIJELE GLAVICE LUKA I NASJECKANOG ČEŠNJAKA. KUHANO NA VRUĆEM UGLJENU NAKON NAMAKANJA U MARINADI PREKO NOĆI, DAJE PREKRASAN OKUS.

- 1 češanj češnjaka, odvojiti češanj, oguliti i nasjeckati
- 1 šalica krupno nasjeckanog luka
- 1 šalica maslinovog ulja
- 1⅓ šalice svježeg soka od limete
- ⅔ šalice svježeg soka od naranče
- 1 žlica mljevenog kima
- 1 žlica sušenog origana, nasjeckanog
- 2 žličice svježe mljevenog crnog papra
- 1 žličica mljevene crvene paprike
- 1 4-5 kg svinjske lopatice bez kosti

1. Za marinadu češnjak narežite na režnjeve. ogulite i nasjeckajte klinčiće; stavite u veliku zdjelu. Dodajte luk, maslinovo ulje, sok od limete, sok od naranče, kumin, origano, crni papar i mljevenu crvenu papriku. Dobro izmiješajte i ostavite sa strane.

2. Svinjsko pečenje duboko probodite nožem za otkoštavanje. Pažljivo ga stavite u prženu marinadu, ulivajući ispod što više tekućine. Čvrsto pokrijte zdjelu plastičnom folijom. Marinirati u hladnjaku 24 sata, jednom okrenuti.

3. Svinjetinu izvadite iz marinade. Ulijte marinadu u tepsiju srednje veličine. vrije; Neka kuha 5 minuta. Maknite sa štednjaka i ostavite da se ohladi. Stavila si me na stranu.

4. Za roštiljanje na drveni ugljen stavite srednje vrući ugljen oko posude za skupljanje tekućine. Provjerite tavu na srednjoj vatri. Stavite meso na rešetku za pečenje iznad posude za skupljanje tekućine. Pokrijte i pecite na roštilju 2½ do 3 sata ili dok termometar s trenutnim očitanjem ne pokaže 140°F u sredini. (Za plinski roštilj, prethodno zagrijte roštilj. Smanjite toplinu na srednje nisku. Postavite za neizravno pečenje. Stavite meso na rešetku za roštilj iznad plamenika. Pokrijte i pecite prema uputama.) Uklonite meso s roštilja. Pokrijte folijom i ostavite da odstoji 10 minuta prije rezanja ili guljenja.

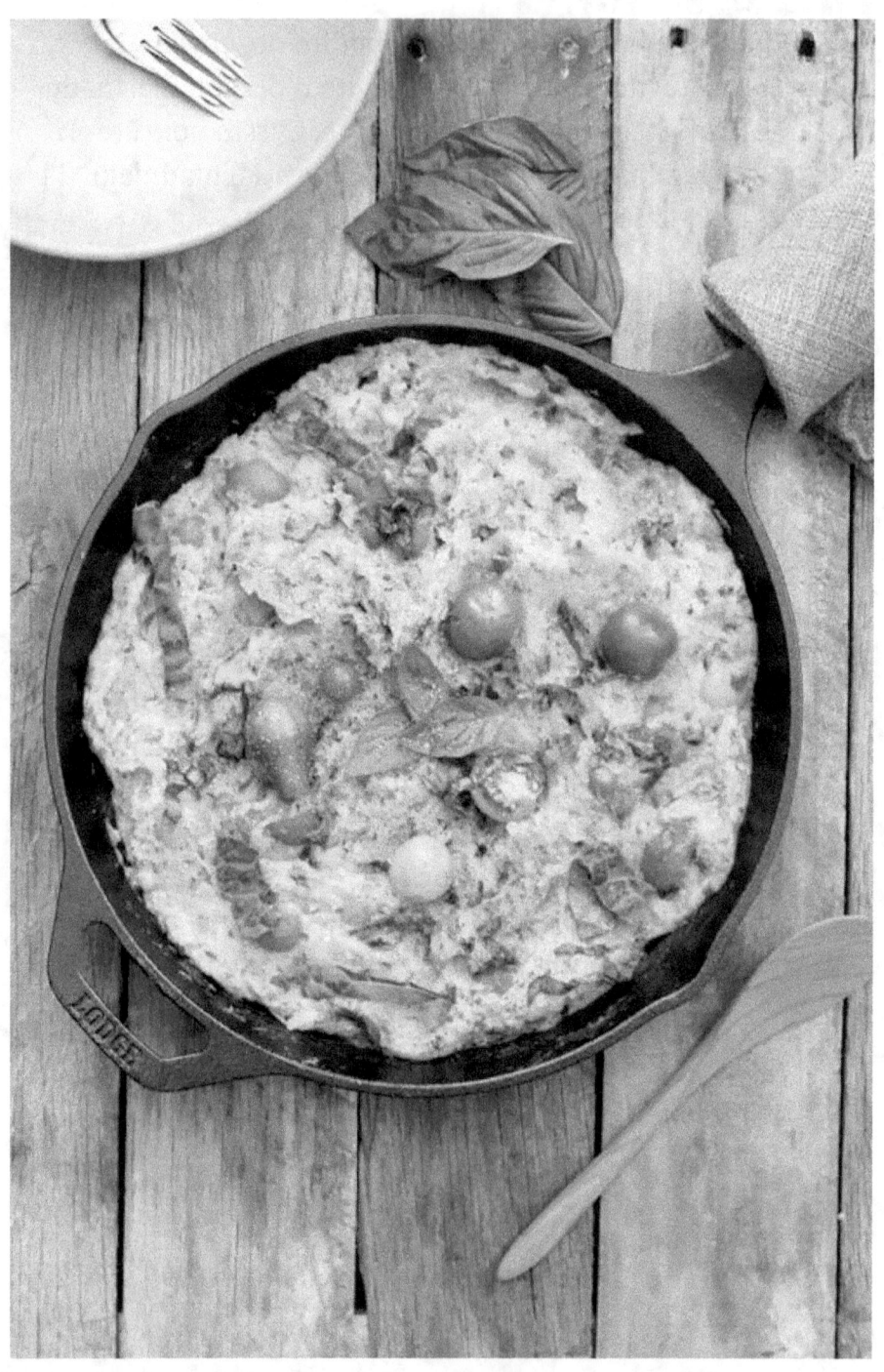

SVINJETINA NA ŽARU S TALIJANSKIM ZAČINIMA I POVRĆEM

PRIPREMA:20 minuta Pečenje: 2 sata 25 minuta Stajanje: 10 minuta Priprema: 8 porcija

"SVJEŽE JE NAJBOLJE" DOBRA JE MANTRAKOJIH SE TREBA PRIDRŽAVATI VEĆINU VREMENA TIJEKOM KUHANJA. NO, SUŠENO BILJE VRLO JE POGODNO ZA UTRLJAVANJE U MESO. KAD SE ZAČINSKO BILJE OSUŠI, NJEGOV JE OKUS KONCENTRIRAN. OTPUŠTAJU SVOJE OKUSE U DODIRU S VLAGOM MESA, KAO U OVOM PEČENJU NA TALIJANSKI NAČIN ZAČINJENOM PERŠINOM, KOMORAČEM, ORIGANOM, ČEŠNJAKOM I LJUTOM MLJEVENOM CRVENOM PAPRIKOM.

- 2 žlice suhog peršina, nasjeckanog
- 2 žlice zdrobljenih sjemenki komorača
- 4 žličice sušenog origana, zdrobljenog
- 1 žličica svježe mljevenog crnog papra
- ½ žličice mljevene crvene paprike
- 4 češnja češnjaka sitno nasjeckana
- 1 svinjska lopatica od 4 kg s kostima
- 1-2 žlice maslinovog ulja
- 1¼ šalice vode
- 2 srednje glavice luka, oguljene i narezane na kolutove
- 1 velika lukovica komorača, podrezana, očišćena od središta i narezana na ploške
- 2 kg kelja pupčara

1. Zagrijte pećnicu na 325°F. U maloj posudi pomiješajte peršin, sjemenke komorača, origano, crni papar, mljevenu crvenu papriku i češnjak. stavite ga na

stranu. Po potrebi olabavite svinjsko pečenje. Odrežite masnoću s mesa. Natrljajte meso sa svih strana mješavinom začina. Po potrebi ponovno zavežite pečenje da se drži.

2. Zagrijte ulje u nizozemskoj pećnici na srednje jakoj vatri. Na zagrijanom ulju popecite meso sa svih strana. Ocijediti od masnoće. Ulijte vodu u pećnicu oko pečenja. Pecite otklopljeno sat i pol. Oko pečene svinjetine stavite luk i komorač. Pokrijte i pecite još 30 minuta.

3. Za to vrijeme odrežite peteljke prokulice i uklonite uvele vanjske listove. Pola prokulica. Prokulice stavite u pećnicu i rasporedite po drugom povrću. Poklopite i pirjajte još 30-35 minuta, odnosno dok povrće i meso ne omekšaju. Stavite meso na tanjur i prekrijte aluminijskom folijom. Ostavite stajati 15 minuta prije rezanja. Povrće prelijte sokom od tave za premazivanje. Rupičastom žlicom izvadite povrće iz zdjele ili posude. poklopiti da ostane toplo.

4. Velikom žlicom vadite masnoću iz posude. Preostali sok iz lonca procijedite kroz filter. Svinjetinu izrežite i izvadite kost. Meso poslužite s povrćem i sokom od tave.

SVINJSKA KRTICA U SPOROM KUHANJU

PRIPREMA:20 minuta sporog kuhanja: 8-10 sati (nisko) ili 4-5 sati (jako) iskorištenje: 8 porcija

S KUMINOM, KORIJANDEROM, ORIGANOM, RAJČICAMA, BADEMIMA, GROŽĐICAMA, ČILIJEM I ČOKOLADOMOVAJ BOGATI I AROMATIČNI UMAK DAJE SNAGU—NA VRLO DOBAR NAČIN. IDEALAN OBROK ZA POČETAK JUTRA PRIJE NEGO ŠTO SE UHVATITE U KOŠTAC S DANOM. KAD DOĐETE KUĆI, VEČERA JE SKORO GOTOVA - A VAŠA KUĆA NEVJEROJATNO MIRIŠE.

- 1 svinjska lopatica bez kostiju od 3 kg
- 1 šalica krupno nasjeckanog luka
- 3 češnja češnjaka narezana na ploške
- 1½ šalice juhe od goveđih kostiju (vidirecept), juha od pileće kosti (vidirecept) ili goveđu ili pileću juhu bez dodatka soli
- 1 žlica mljevenog kima
- 1 žlica mljevenog korijandera
- 2 žličice sušenog origana, nasjeckanog
- 1 limenka od 15 unci narezane rajčice bez dodane soli, ocijeđene
- 1 limenka paste od rajčice od 6 unci bez dodane soli
- ½ šalice narezanih badema, tostiranih (vidisavjet)
- ¼ šalice nesumporiranih zlatnih grožđica ili ribiza
- 2 unce nezaslađene čokolade (kao što su Scharffen Berger 99% kakao pločice), grubo nasjeckane
- 1 sušena cijela ancho ili chipotle čili papričica

2 štapića cimeta od 4 inča
¼ šalice svježeg cilantra
1 avokado, oguljen, bez koštica i narezan na tanke ploške
Narežite 1 limetu na ploške
⅓ šalice tostiranih, neslanih zelenih sjemenki bundeve (po izboru) (vidi savjet)

1. Svinjskom pečenju odrežite masnoću. Ako je potrebno, odrežite meso tako da stane u sporo kuhalo od 5-6 litara. stavite ga na stranu.

2. Pomiješajte luk i češnjak u laganom kuhalu. U staklenoj mjernoj posudi od 2 šalice pomiješajte juhu od goveđih kostiju, kumin, cilantro i origano. uliti u štednjak. Pomiješajte rajčice narezane na kockice, pastu od rajčice, bademe, grožđice, čokoladu, sušenu čili papričicu i štapiće cimeta. Stavite meso u pećnicu. Na vrh prelijte malo smjese rajčice. Poklopite i kuhajte na niskoj temperaturi 8-10 sati, ili na najjačoj 4-5 sati, ili dok svinjetina ne omekša.

3. Svinjetinu prebacite na dasku za rezanje; neka se malo ohladi. Meso narežite na kockice pomoću dvije vilice. Meso pokrijte aluminijskom folijom i ostavite sa strane.

4. Uklonite i bacite osušeni čili i štapiće cimeta. Velikom žlicom uklonite masnoću iz smjese rajčice. Prebacite smjesu rajčice u blender ili procesor hrane. Pokrijte i izmiksajte ili obradite dok gotovo ne postane glatko. Dodajte svinjetinu i umak u sporo kuhalo. Ostavite toplo na laganoj vatri do 2 sata prije posluživanja.

5. Neposredno prije posluživanja umiješajte korijander. Mole poslužite u zdjelicama i ukrasite ploškama avokada, kriškama limete i po želji bučinim sjemenkama.

GULAŠ OD SVINJETINE I BUNDEVE ZAČINJEN KUMINOM

PRIPREMA:Kuhanje 30 minuta: 1 sat Napravi: 4 porcije

PAPRENO ZELENO SENF I BUTTERNUT TIKVAOVOM VARIVU ZAČINJENOM ISTOČNOEUROPSKIM OKUSIMA DODAJTE JARKE BOJE I MNOŠTVO VITAMINA, VLAKANA I FOLNE KISELINE.

- 1 1¼ do 1½ funte svinjske lopatice
- 1 žlica paprike
- 1 žlica kima, sitno nasjeckanog
- 2 žličice suhe gorušice
- ¼ žličice kajenskog papra
- 2 žlice rafiniranog kokosovog ulja
- 8 unci svježih gljiva, tanko narezanih
- 2 stabljike celera, poprečno izrezane na ploške od 1 inča
- 1 manji crveni luk narezan na tanke ploške
- 6 češnja češnjaka, sitno nasjeckanog
- 5 šalica juhe od pileće kosti (vidi<u>recept</u>) ili pileća juha bez dodatka soli
- 2 šalice oguljene butternut tikve narezane na kockice
- 3 šalice grubo nasjeckanog, narezanog zelja gorušice ili kelja
- 2 žlice pržene svježe kadulje
- ¼ šalice svježeg soka od limuna

1. Odrežite masnoću sa svinjetine. Izrežite svinjetinu na kocke od 1,5 inča; stavite u veliku zdjelu. U manjoj posudi pomiješajte papriku, kumin, suhi senf i

kajenski papar. Pospite po svinjetini i ravnomjerno rasporedite.

2. Zagrijte kokosovo ulje u pećnici od 4-5 litara na srednje jakoj vatri. Dodajte polovicu mesa; pržite do smeđe uz povremeno miješanje. Izvadite meso iz posude. Ponovite s preostalim mesom. ostavite meso sa strane.

3. Stavite gljive, celer, crveni luk i češnjak u holandsku pećnicu. Kuhajte 5 minuta uz povremeno miješanje. Vratite meso u Dutch pećnicu. Pažljivo dodajte juhu od pileće kosti. vrije; Smanjite vatru. Poklopite i pirjajte 45 minuta. Umiješajte bundevu. Poklopite i pirjajte još 10-15 minuta, ili dok svinjetina i tikva ne omekšaju. Umiješajte zelje gorušice i kadulju. Kuhajte 2-3 minute ili dok zelje ne omekša. Umiješajte limunov sok.

LONČIĆ PUNJEN VOĆEM S UMAKOM OD RAKIJE

PRIPREMA:30 minuta kuhanje: 10 minuta pečenje: 1 sat 15 minuta stajanje: 15 minuta Priprema: 8-10 porcija

OVO ELEGANTNO PEČENJE JE SAVRŠENOPOSEBNA PRIGODA ILI OBITELJSKO OKUPLJANJE - POSEBNO U JESEN. NJEGOVI OKUSI – JABUKA, MUŠKATNI ORAŠČIĆ, SUŠENO VOĆE I PEKAN – HVATAJU BIT OVE SEZONE. POSLUŽUJE SE UZ PIRE OD BATATA, BRUSNICE I SALATU OD PEČENE CIKLE (VIDI<u>RECEPT</u>).

PEČENO MESO
- 1 žlica maslinovog ulja
- 2 šalice nasjeckanih, oguljenih Granny Smith jabuka (oko 2 srednje)
- 1 ljutika, sitno nasjeckana
- 1 žlica nasjeckanog svježeg timijana
- ¾ žličice svježe mljevenog crnog papra
- ⅛ žličice mljevenog muškatnog oraščića
- ½ šalice nasjeckanih suhih marelica bez sumpora
- ¼ šalice nasjeckanih pekan oraha, tostiranih (vidi<u>savjet</u>)
- 1 šalica juhe od pileće kosti (vidi<u>recept</u>) ili pileća juha bez dodatka soli
- 13 kg svinjskog pečenja bez kostiju (lungić)

UMAK OD RAKIJE
- 2 žlice jabukovače
- 2 žlice rakije
- 1 žličica Dijon senfa (vidi<u>recept</u>)

Svježe mljeveni crni papar

1. Za nadjev zagrijte maslinovo ulje u velikoj tavi na srednje jakoj vatri. Dodajte jabuke, ljutiku, majčinu dušicu, ¼ žličice papra i muškatni oraščić; Kuhajte 2-4 minute ili dok jabuke i ljutike ne omekšaju i porumene, povremeno miješajući. Umiješajte marelice, pekan orahe i 1 žlicu juhe. Kuhajte otklopljeno 1 minutu da marelice omekšaju. Maknite s vatre i ostavite sa strane.

2. Zagrijte pećnicu na 325°F. Svinjsko pečenje leptir zarežite po sredini uzdužno, a drugu stranu na pola centimetra. Raširite pečenje. Stavite nož u V rez, vodoravno prema jednoj strani V i zarežite pola inča sa strane. Ponovite s druge strane V. Pečeno raširite i prekrijte plastičnom folijom. Pečeno batićem za meso lupajte od sredine prema rubovima dok ne bude debljine oko 1 cm. Uklonite i bacite plastičnu foliju. Nadjev premažite na pečeno. Počevši od jedne kraće strane, zarolajte pečeno u spiralu. Zavežite ga na nekoliko mjesta kuhinjskom uzicom od 100% pamuka kako biste držali pečenje zajedno.

3. Pečeno stavite na rešetku u plitku posudu. Umetnite termometar za pećnicu u sredinu pečenja (ne u nadjev). Pecite nepokriveno 1 sat i 15 minuta do 1 sat i 30 minuta ili dok termometar ne zabilježi 145°F. Izvadite pečenke i labavo pokrijte folijom; Ostavite stajati 15 minuta prije rezanja.

4. U međuvremenu dodajte preostalu juhu i jabukovaču u umak od rakije u tavi i pjenjačom izvadite zapečene

komadiće. Procijedite ostatke u srednji vrč. vrije; kuhajte oko 4 minute ili dok se umak ne reducira za trećinu. Umiješajte brandy i dijon senf. Začinite još paprom. Umak poslužite uz svinjsko pečenje.

PORCHETTA PEČENA SVINJETINA

PRIPREMA: Mariniranje 15 minuta: Noćenje: 40 minuta Pečenje: 1 sat Priprema: 6 porcija

TRADICIONALNA TALIJANSKA PORCHETTA (PONEKAD PORKETTA NA AMERIČKOM ENGLESKOM) JE ODOJAK BEZ KOSTIJU PUNJEN ČEŠNJAKOM, KOMORAČEM, PAPROM I ZAČINSKIM BILJEM KAO ŠTO SU KADULJA ILI RUŽMARIN, ZATIM NABODEN NA RAŽNJIĆE I PEČEN NA ROŠTILJU NA DRVU. TAKOĐER SU OBIČNO JAKO SOLJENE. OVA PALEO VERZIJA JE POJEDNOSTAVLJENA I JAKO UKUSNA. AKO ŽELITE, KADULJU ZAMIJENITE SVJEŽIM RUŽMARINOM ILI UPOTRIJEBITE MJEŠAVINU OBJE BILJKE.

- 1 2-3 funte svinjskog lungića bez kostiju
- 2 žlice sjemenki komorača
- 1 žličica crnog papra u zrnu
- ½ žličice mljevene crvene paprike
- 6 češnja češnjaka, sitno nasjeckanog
- 1 žlica sitno nasjeckane korice naranče
- 1 žlica svježe kadulje
- 3 žlice maslinovog ulja
- ½ šalice suhog bijelog vina
- ½ šalice juhe od pileće kosti (vidi recept) ili pileća juha bez dodatka soli

1. Pečenu svinjetinu izvadite iz hladnjaka; Ostavite na sobnoj temperaturi 30 minuta. U maloj tavi tostirajte sjemenke komorača na srednje jakoj vatri, često miješajući, oko 3 minute, ili dok ne potamne i ne

počnu mirisati; cool. Stavite u mlinac za začine ili čisti mlinac za kavu. Dodajte papar u zrnu i mljevenu crvenu papriku. Samljeti do srednje fine konzistencije. (Nemojte samljeti u prah.)

2. Zagrijte pećnicu na 325°F. U manjoj posudi pomiješajte mljevene začine, češnjak, koricu naranče, kadulju i maslinovo ulje u pastu. Pečenu svinjetinu stavite na rešetku u manju posudu. Smjesu utrljajte po svinjetini. (Ako želite, stavite začinjenu svinjetinu u staklenu posudu za pečenje 9×13×2 inča. Pokrijte plastičnom folijom i ostavite u hladnjaku preko noći da se marinira. Prije kuhanja, prebacite meso u posudu za pečenje i ostavite da stoji na sobnoj temperaturi 30 minuta prije kuhanja ..)

3. Pecite svinjetinu 1 do 1,5 sat, ili dok termometar s trenutnim očitanjem ne pokaže 145°F u sredini. Pečene stavite na dasku za rezanje i lagano ih prekrijte aluminijskom folijom. Pustite da odstoji 10-15 minuta prije rezanja.

4. U međuvremenu ulijte sok iz posude u staklenu mjernu posudu. Skinite masnoću s vrha; stavite ga na stranu. Posudu stavite na štednjak. U tavu ulijte vino i pileću juhu. Pustite da zavrije na srednje jakoj vatri, miješajući da se ostružu svi zapečeni komadići. Kuhajte oko 4 minute ili dok smjesa malo ne omekša. Umiješajte sokove iz rezervirane posude; Teret. Svinjetinu narežite i poslužite s umakom.

TOMATILLO PIRJANI LUNGIĆ

PRIPREMA:40 minuta Pečenje: 10 minuta Kuhanje: 20 minuta Pečenje: 40 minuta Odstajanje: 10 minuta Priprema: 6-8 porcija

RAJČICE IMAJU LJEPLJIVU, SOČNU OVOJNICUISPOD NJIHOVE PAPIRNATE KOŽE. NAKON UKLANJANJA KOŽICE, BRZO JE ISPERITE POD MLAZOM VODE I SPREMNA JE ZA UPOTREBU.

- 1 funta rajčica, oguljenih, očišćenih od peteljki i ispranih
- 4 serrano čilija s peteljkama, bez sjemenki i prepolovljena (vidisavjet)
- 2 jalapeñosa sa peteljkama, očišćenih od sjemenki i prepolovljenih (vidisavjet)
- 1 velika žuta paprika sa peteljkama, očišćena od sjemenki i prepolovljena
- 1 velika narančasta paprika sa peteljkama, očišćena od sjemenki i prepolovljena
- 2 žlice maslinovog ulja
- 1 2-2,5 kg svinjskog lungića bez kosti, prženog
- 1 veliki žuti luk, oguljen, prepolovljen i tanko narezan
- 4 češnja češnjaka sitno nasjeckana
- ¾ šalice vode
- ¼ šalice svježeg soka od limete
- ¼ šalice svježeg cilantra

1. Zagrijte brojlere na visokoj razini. Pleh za pečenje obložite aluminijskom folijom. Rasporedite rajčice, serrano chiles, jalapenos i paprike u pripremljenu posudu. Pecite povrće na vatri 10-15 minuta dok lijepo ne porumeni, povremeno okrećući rajčice i vadeći povrće ako je zagorjelo. Stavite serrano,

jalapeno i rajčice u zdjelu. Stavite paprike na tanjur. Ostavite povrće sa strane da se ohladi.

2. Zagrijte ulje u velikoj tavi na srednje jakoj vatri dok ne počne svjetlucati. Svinjsko pečenje osušite čistim papirnatim ručnikom i stavite u pleh. Dobro popržite sa svih strana i pustite da pečenje ravnomjerno porumeni. Pečene staviti na tanjur. Smanjite vatru na srednju. Dodajte luk u tavu; kuhajte i miješajte 5-6 minuta ili dok ne porumeni. Dodajte češnjak; Neka kuha još 1 minutu. Maknite posudu sa štednjaka.

3. Zagrijte pećnicu na 350°F. Za umak od rajčice, pomiješajte rajčice, serrano i jalapeno u procesoru hrane ili blenderu. Pokrijte i miješajte ili obradite dok ne postane glatko; Dodajte luk u tavu. Vratite posudu na vatru. vrije; Kuhajte 4-5 minuta ili dok smjesa ne postane tamna i gusta. Umiješajte vodu, sok limete i cilantro.

4. Raširite umak od rajčice u plitku tavu ili pravokutnu vatrostalnu posudu od 3 litre. Pečenu svinjetinu stavite u umak. Čvrsto pokrijte folijom. Pecite 40-45 minuta ili dok termometar s trenutnim očitanjem ne pokaže 140°F u sredini.

5. Papriku narežite na trakice. Pomiješajte ga s umakom od rajčice u tavi. Labavi šator s folijom; Neka odstoji 10 minuta. kriška mesa; pomiješajte umak. Narezana svinjetina poslužuje se izdašno s umakom od rajčice.

SVINJSKI FILE PUNJEN MARELICAMA

PRIPREMA:20 minuta Pečenje: 45 minuta Odstajanje: 5 minuta Priprema: 2-3 porcije

- 2 srednje svježe marelice, grubo nasjeckane
- 2 žlice grožđica bez sumpora
- 2 žlice mljevenih oraha
- 2 žličice naribanog svježeg đumbira
- ¼ žličice mljevenog kardamoma
- 1 svinjski file od 12 unci
- 1 žlica maslinovog ulja
- 1 žlica Dijon senfa (vidi<u>recept</u>)
- ¼ žličice crnog papra

1. Zagrijte pećnicu na 375°F. Pleh obložiti aluminijskom folijom; Na lim za pečenje staviti pleh.

2. Pomiješajte marelice, grožđice, orahe, đumbir i kardamom u maloj posudi.

3. Narežite sredinu svinjskog mesa po dužini, ostavljajući 1 inč od druge strane. leptir gore. Stavite svinjetinu između dvije plastične folije. Koristeći ravnu stranu čekića za meso, lagano udarajte meso dok ne bude debljine oko 1/2 inča. Savijte stražnji kraj kako biste napravili ravnomjeran pravokutnik. Lagano trljajte meso da bude ujednačene debljine.

4. Smjesu od breskvi rasporedite po svinjetini. Počnite od užeg kraja i zarolajte svinjetinu. Zavežite kuhinjskom uzicom od 100% pamuka, prvo niz sredinu, a zatim u razmacima od 1 inča. Stavite pečenje na roštilj.

5. Pomiješajte maslinovo ulje i Dijon senf. rasporedite po pečenju. Pečene pospite paprom. Pecite 45-55 minuta ili dok termometar s trenutnim očitanjem ne pokaže 140°F u sredini. Pustite da odstoji 5-10 minuta prije rezanja.

SVINJSKI FILE S KOROM OD ZAČINSKOG BILJA I HRSKAVIM ULJEM OD ČEŠNJAKA

PRIPREMA:15 minuta pečenje: 30 minuta kuhanje: 8 minuta stajanje: 5 minuta priprema: 6 porcija

⅓ šalice Dijon senfa (vidi<u>recept</u>)
¼ šalice nasjeckanog svježeg peršina
2 žlice nasjeckanog svježeg timijana
1 žlica nasjeckanog svježeg ružmarina
½ žličice crnog papra
2 svinjske filete od 12 oz
½ šalice maslinovog ulja
¼ šalice nasjeckanog svježeg češnjaka
¼-1 žličica mljevene crvene paprike

1. Zagrijte pećnicu na 450°F. Pleh obložiti aluminijskom folijom; Na lim za pečenje staviti pleh.

2. U maloj posudi pomiješajte senf, peršin, majčinu dušicu, ružmarin i crni papar da napravite pastu. Rasporedite mješavinu senfa i začinskog bilja po vrhu i sa strane svinjetine. Prebacite svinjetinu u pećnicu. staviti pečenje u pećnicu; Snizite temperaturu na 375°F. Pecite 30-35 minuta ili dok termometar s trenutnim očitanjem ne pokaže 140°F u sredini. Pustite da odstoji 5-10 minuta prije rezanja.

3. U međuvremenu u maloj tavi pomiješajte maslinovo ulje i češnjak s uljem od češnjaka. Kuhajte na srednje jakoj vatri 8-10 minuta ili dok češnjak ne porumeni i postane hrskav (ne dopustite da zagori). Maknite s

vatre; umiješajte tucanu crvenu papriku. kriške svinjetine; Prije posluživanja ploške poškropite uljem od češnjaka.

INDIJSKA ZAČINJENA SVINJETINA S UMAKOM OD KOKOSA

OD POČETKA DO KRAJA: Vrijeme pripreme 20 minuta: 2 porcije

- 3 žličice curry praha
- 2 žličice neslane garam masale
- 1 žličica mljevenog kima
- 1 žličica mljevenog korijandera
- 1 svinjski file od 12 unci
- 1 žlica maslinovog ulja
- ½ šalice prirodnog kokosovog mlijeka (kao brend Nature's Way)
- ¼ šalice svježeg cilantra
- 2 žlice pržene svježe metvice

1. Pomiješajte 2 žličice curry praha, garam masale, kumina i korijandera u maloj posudi. Narežite svinjetinu na ½ inča debele kriške; Pospite začinima..

2. Zagrijte maslinovo ulje u velikoj tavi na srednje jakoj vatri. Dodajte svinjske kotlete u tavu; Kuhajte 7 minuta, jednom okrećite. Izvadite svinjetinu iz tave. poklopiti da ostane toplo. Dodajte kokosovo mlijeko i preostalu 1 žličicu curryja u tavu i promiješajte da ostružete sve komadiće. Pirjati 2-3 minute. Umiješajte cilantro i metvicu. Dodajte svinjetinu; kuhajte dok se ne zagrije, prelijte umak preko svinjetine.

SVINJSKI SCALOPPINI SA ZAČINJENIM JABUKAMA I KESTENIMA

PRIPREMA:20 minuta kuhanja: 15 minuta priprema: 4 porcije

2 svinjske filete od 12 oz

1 žlica luka u prahu

1 žlica češnjaka u prahu

½ žličice crnog papra

2-4 žlice maslinovog ulja

2 jabuke Fuji ili Pink Lady, oguljene, bez koštice i grubo nasjeckane

¼ šalice sitno nasjeckane ljutike

¾ žličice mljevenog cimeta

⅛ žličice mljevenog klinčića

⅛ žličice mljevenog muškatnog oraščića

½ šalice juhe od pileće kosti (vidi[recept](#)) ili pileća juha bez dodatka soli

2 žlice svježeg soka od limuna

½ šalice pečenih kestena u ljusci, nasjeckanih* ili nasjeckanih pekan oraha

1 žlica svježe kadulje

1. Narežite file dijagonalno na ploške debljine ½ inča. Stavite svinjske kotlete između dvije plastične folije. Tanko ga istucite ravnom stranom bata za meso. Pospite kriške lukom u prahu, češnjakom u prahu i crnim paprom.

2. Zagrijte 2 žlice maslinovog ulja u velikoj tavi na srednje jakoj vatri. Svinjetinu pecite 3-4 minute po porciji, jednom je okrenite i po potrebi dodajte ulje. Prebacite svinjetinu na tanjur; poklopiti i držati na toplom.

3. Pojačajte vatru na srednje jaku. Dodajte jabuke, ljutiku, cimet, klinčiće i muškatni oraščić. Zakuhajte i miješajte 3 minute. Umiješajte juhu od pilećih kostiju i limunov sok. Poklopite i kuhajte 5 minuta. Maknite s vatre; Umiješajte kestene i kadulju. Poslužite smjesu od jabuka preko svinjetine.

*Napomena: Za pečenje kestena zagrijte pećnicu na 400°F. Zarežite X na jednoj strani ljuske kestena. To omogućuje opuštanje ljuske tijekom kuhanja. Stavite kestene na lim za pečenje i pecite 30 minuta, ili dok se kožica ne odvoji od oraha, a orasi ne omekšaju. Pečene kestene zamotajte u čistu kuhinjsku krpu. Žuto-bijelom orahu odstraniti ljusku i kožicu.

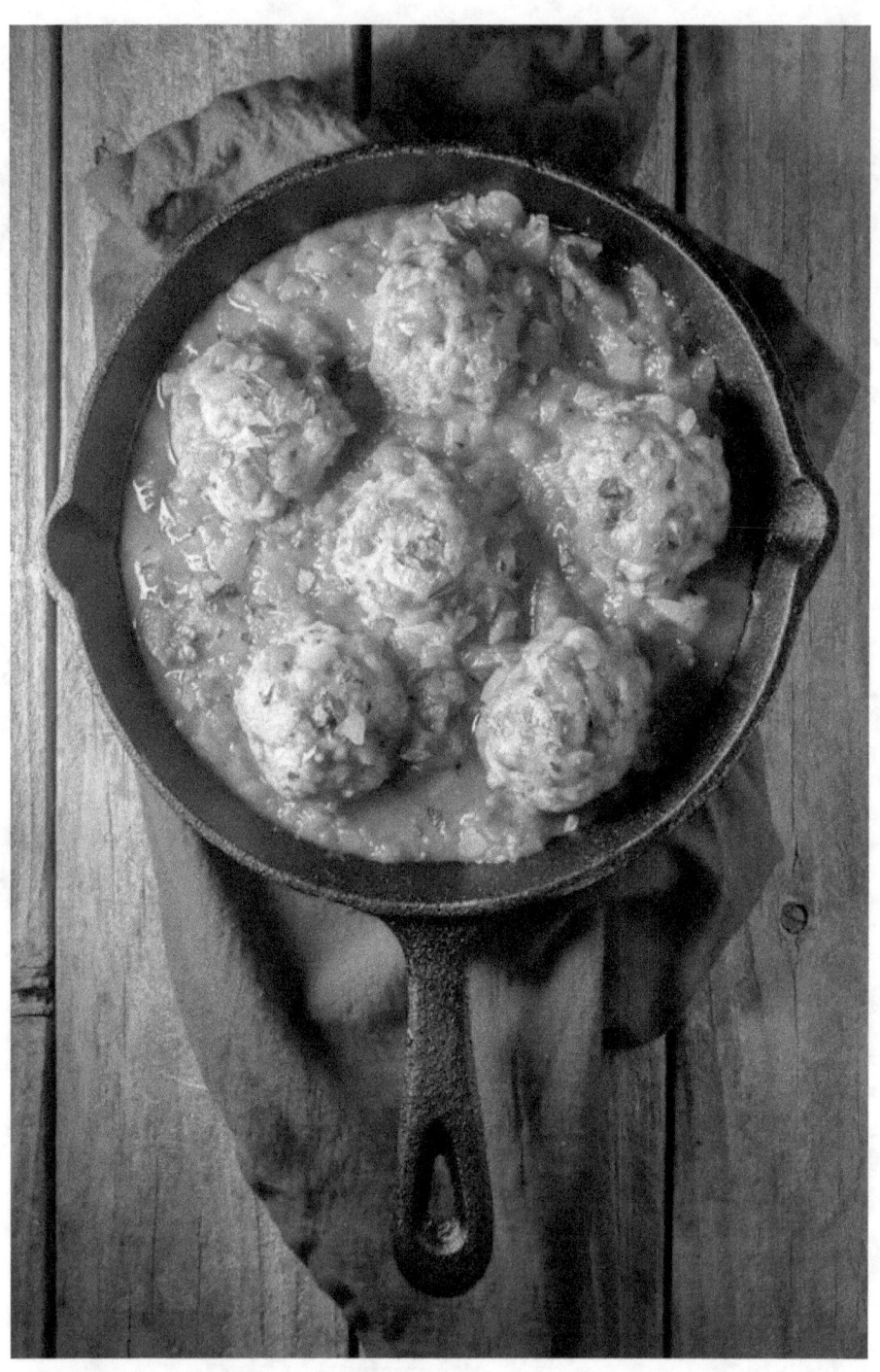

SVINJSKA FAJITA PRŽENA UZ MIJEŠANJE

PRIPREMA: 20 minuta kuhanja: 22 minute priprema: 4 porcije

1 funta svinjskog fileta, izrezanog na trake od 2 inča
3 žlice neslanog začina fajita ili meksičkog začina (vidi recept)
2 žlice maslinovog ulja
1 manja glavica luka, tanko narezana
½ crvene paprike, očišćene od sjemenki i tanko narezane
½ narančaste paprike bez sjemenki i tanko narezane
1 jalapeño, oguljen i tanko narezan (vidi savjet) (nije obavezno)
½ žličice kumina
1 šalica tanko narezanih svježih gljiva
3 žlice svježeg soka od limete
½ šalice nasjeckanog svježeg cilantra
1 avokado, bez koštice, oguljen i narezan na kockice
Željena salsa (vidi Recepti)

1. Svinjetinu pospite s 2 žlice začina za fajitu. U posebno velikoj tavi zagrijte 1 žlicu ulja na srednje jakoj vatri. Dodajte polovicu svinjskog mesa; kuhajte i miješajte oko 5 minuta ili dok više ne bude ružičasta. Stavite meso u zdjelu i poklopite da ostane toplo. Ponovite s preostalim uljem i svinjetinom.

2. Pojačajte vatru na srednju. Dodajte preostalu 1 žlicu začina za fajitu, luk, papar, jalapeño i kumin. Kuhajte i miješajte oko 10 minuta ili dok povrće ne omekša. Svo meso i sav nakupljeni sok vratite u tavu.

Umiješajte gljive i sok od limete. Kuhajte dok se ne zagrije. Maknite posudu sa štednjaka. Umiješajte korijander. Poslužite uz avokado i salsu po izboru.

SVINJSKI FILE S PORTOM I ŠLJIVAMA

PRIPREMA: 10 minuta pečenja: 12 minuta stalak: 5 minuta priprema: 4 porcije

PORT VINO JE POJAČANO VINO TO ZNAČI DA JE DODAN ALKOHOL SLIČAN RAKIJI KAKO BI SE ZAUSTAVIO PROCES FERMENTACIJE. TO ZNAČI DA IMA VIŠE OSTATKA ŠEĆERA OD STOLNOG CRNOG VINA, A SAMIM TIME I SLAĐEG JE OKUSA. TO NIJE NEŠTO ŠTO ŽELITE PITI SVAKI DAN, ALI LIJEPO JE S VREMENA NA VRIJEME POPITI MALO NAPITKA.

2 svinjske filete od 12 oz

2½ žličice mljevenog korijandera

¼ žličice crnog papra

2 žlice maslinovog ulja

1 ljutika, narezana na ploške

½ šalice porto vina

½ šalice juhe od pileće kosti (vidi recept) ili pileća juha bez dodatka soli

20 suhih šljiva bez koštica

½ žličice mljevene crvene paprike

2 žličice svježeg estragona

1. Zagrijte pećnicu na 400°F. Svinjetinu pospite s 2 žličice korijandera i crnim paprom.

2. Zagrijte maslinovo ulje u velikoj, vatrostalnoj tavi na srednje jakoj vatri. Dodajte filet u tavu. Popržite sve strane i ravnomjerno pecite cca. 8 minuta. Stavite tepsiju u pećnicu. Pecite otklopljeno cca. 12 minuta ili dok termometar s trenutnim očitanjem ne očita

140°F u sredini. Prebacite filete na dasku za rezanje. Pokrijte aluminijskom folijom i ostavite stajati 5 minuta.

3. U međuvremenu ocijedite masnoću iz posude za umak, a 1 žlicu odvojite. Kuhajte ljutiku u tavi na srednje jakoj vatri dok ne porumeni i omekša, oko 3 minute. Dodajte porto u tavu. Pustite da prokuha i miješajte kako biste ostrugali sve posmeđene komadiće. Dodajte pileću juhu, suhe šljive, mljevenu crvenu papriku i preostalih ½ žličice korijandera. Kuhajte na srednje jakoj vatri oko 1-2 minute da se malo reducira. Umiješajte estragon.

4. Svinjetinu narežite, poslužite sa suhim šljivama i umakom.

SVINJETINA NA MOO SHU NAČIN U ZDJELICAMA ZA SALATU S BRZO MARINIRANIM POVRĆEM

OD POČETKA DO KRAJA: 45 minuta: 4 porcije

AKO STE JELI TRADICIONALNO MOO SHU JELO U KINESKOM RESTORANU ZNAT ĆETE DA JE TO SLANI NADJEV OD MESA I POVRĆA KOJI SE POSLUŽUJE UNUTAR TANKE PALAČINKE SA SLATKIM UMAKOM OD ŠLJIVA ILI HOISIN. OVA LAGANIJA I SVJEŽIJA PALEO VERZIJA SADRŽI SVINJETINU, BOK CHOY I SHIITAKE GLJIVE PIRJANE NA ĐUMBIRU I ČEŠNJAKU U OVOJU OD ZELENE SALATE S HRSKAVIM KISELIM KRASTAVCIMA.

UKISELJENO POVRĆE
- 1 šalica julienned mrkve
- 1 šalica julienned daikon rotkvica
- ¼ šalice crvenog luka
- 1 šalica nezaslađenog soka od jabuke
- ½ šalice jabučnog octa

SVINJETINA
- 2 žlice maslinovog ulja ili rafiniranog kokosovog ulja
- 3 jaja, lagano tučena
- 8 unci svinjskog lungića, izrezanog na 2 x ½ inčne trake
- 2 žličice sitno nasjeckanog svježeg đumbira
- 4 češnja češnjaka sitno nasjeckana
- 2 šalice tanko narezanog napa kupusa
- 1 šalica tanko narezanih shiitake gljiva
- ¼ šalice tanko narezanog mladog luka

8 listova bostonske salate

1. Za brzo kiseljenje, pomiješajte mrkvu, daikon i luk u velikoj zdjeli. Za rasol zagrijte jabučni sok i ocat u tavi dok se para ne digne. Prelijte rasol preko povrća u zdjeli; poklopite i ohladite do posluživanja.

2. Zagrijte 1 žlicu ulja u velikoj tavi na srednje jakoj vatri. Jaja lagano umutiti pjenjačom. stavite jaje u tavu; kuhati do dna bez miješanja, oko 3 minute. Savitljivom lopaticom pažljivo preokrenite jaje i pecite i drugu stranu. Izbacite jaja iz tave na tanjur.

3. Ponovno zagrijte tavu. dodajte preostalu 1 žlicu ulja. Dodajte svinjske trakice, đumbir i češnjak. Kuhajte i miješajte na srednje jakoj vatri oko 4 minute ili dok svinjetina više ne bude ružičasta. Dodajte kupus i gljive; kuhajte uz miješanje oko 4 minute ili dok kupus ne uvene, gljive ne omekšaju, a svinjetina ne omekša. Maknite posudu sa štednjaka. Kuhano jaje narežite na trakice. Pažljivo umiješajte trakice jaja i mladi luk u svinjetinu. Poslužite u listovima salate, na vrh stavite ukiseljeno povrće.

SVINJSKI KOTLET S MAKADAMIJOM, KADULJOM, SMOKVAMA I PIREOM OD BATATA

PRIPREMA:15 minuta kuhanja: 25 minuta priprema: 4 porcije

U KOMBINACIJI S PIREOM OD BATATA,OVA SOČNA REBARCA KADULJE SAVRŠENA SU ZA JESENSKI OBROK—I BRZO SU RJEŠENJE, SAVRŠENO ZA NAPORAN TJEDAN.

- 4 svinjska kotleta bez kostiju, narezana na 1¼ inča debljine
- 3 žlice pržene svježe kadulje
- ¼ žličice crnog papra
- 3 žlice ulja oraha makadamije
- 2 funte slatkog krumpira, oguljenog i narezanog na kockice od 1 inča
- ¾ šalice nasjeckanih oraha makadamije
- ½ šalice nasjeckanih suhih smokava
- ⅓ šalice juhe od goveđe kosti (vidi<u>recept</u>) ili goveđu juhu bez dodatka soli
- 1 žlica svježeg soka od limuna

1. Obje strane lungića pospite sa 2 žlice kadulje i paprom. protrljajte ga prstima. Zagrijte 2 žlice ulja u velikoj tavi na srednje jakoj vatri. Dodajte kriške u tavu; Kuhajte 15-20 minuta ili dok ne bude gotovo (145°F), okrećite jednom na pola kuhanja. Stavite kotlete na tanjur; poklopiti da ostane toplo.

2. U velikoj tavi pomiješajte batat i dovoljno vode da ga prekrije. vrije; Smanjite vatru. Poklopite i pirjajte 10-

15 minuta ili dok krumpir ne omekša. Ocijedite krumpir. Dodajte preostalu žlicu ulja makadamije u krumpir i zgnječite dok ne postane kremast. držati ga toplim.

3. U umak u tavi dodajte makadamije orahe. Kuhajte na srednjoj vatri dok ne porumene. Dodajte suhe smokve i preostalu 1 žlicu kadulje; Neka se kuha 30 sekundi. Dodajte goveđi temeljac i sok od limuna u tavu i miješajte kako biste ostrugali sve zapečene komadiće. Umak prelijte preko lungića i poslužite s pireom od batata.

PEČENI SVINJSKI KOTLET OD RUŽMARINA I LAVANDE S GROŽĐEM I PRŽENIM ORASIMA

PRIPREMA: Kuhajte 10 minuta: pecite 6 minuta: pripremajte 25 minuta: 4 porcije

GROŽĐE POPRŽITE ZAJEDNO S LUNGIĆEMPOJAČAVA NJIHOV OKUS I SLATKOĆU. ZAJEDNO S HRSKAVIM TOSTIRANIM ORASIMA I POSIPOM SVJEŽEG RUŽMARINA, ČINE PREKRASAN PRELJEV ZA OVE IZDAŠNE KOTLETE.

- 2 žlice nasjeckanog svježeg ružmarina
- 1 žlica svježe lavande
- ½ žličice češnjaka u prahu
- ½ žličice crnog papra
- 4 svinjska lungića, narezana na 1¼ inča debljine (oko 3 funte)
- 1 žlica maslinovog ulja
- 1 veliki mladi luk, narezan na tanke ploške
- 1½ šalice crvenog i/ili zelenog grožđa bez sjemenki
- ½ šalice suhog bijelog vina
- ¾ šalice krupno nasjeckanih oraha
- Nasjeckajte svježi ružmarin

1. Zagrijte pećnicu na 375°F. U maloj posudi pomiješajte 2 žlice ružmarina, lavandu, češnjak u prahu i papar. Ravnomjerno utrljajte mješavinu začinskog bilja u svinjski kotlet. Zagrijte maslinovo ulje u posebno velikoj, vatrostalnoj tavi na srednje jakoj vatri. Dodajte kriške u tavu; Pecite 6-8 minuta ili dok obje

strane ne porumene. Stavite kotlete na tanjur; Prekriti folijom.

2. U tavu dodajte ljutiku. Kuhajte i miješajte na srednjoj vatri 1 minutu. Dodajte grožđe i vino. Kuhajte još 2 minute, miješajući kako biste ostrugali sve posmeđene komadiće. Svinjske kotlete vratite u tavu. Stavite tepsiju u pećnicu. Pecite 25-30 minuta ili dok kriška nije gotova (145°F).

3. U međuvremenu u plitku tepsiju pospite orahe. Stavili smo peći zajedno sa kotletom. Pecite oko 8 minuta ili dok ne porumene, jednom promiješajte da ravnomjerno porumene.

4. Prilikom posluživanja na svinjski kotlet stavite grožđe i pržene orahe. Dodatno pospite svježim ružmarinom.

SVINJSKI KOTLET ALLA FIORENTINA S BROKULOM RABE NA ŽARU

PRIPREMA: 20 minuta roštiljanje: 20 minuta mariniranje: 3 minute priprema: 4 porcije **FOTOGRAFIJA**

"ALLA FIORENTINA" ŠTO ZNAČI U BITI "U FIRENTINSKOM STILU". OVAJ SE RECEPT TEMELJI NA BISTECCI ALLA FIORENTINA, TOSKANSKOJ T-KOSTI PEČENOJ NA DRVA, S NAJJEDNOSTAVNIJIM OKUSIMA—OBIČNO SAMO MASLINOVO ULJE, SOL, CRNI PAPAR I MALO SVJEŽEG LIMUNA.

- 1 kg brokule rabe
- 1 žlica maslinovog ulja
- 4 svinjska kotleta s kostima od 6 do 8 unci, narezana na ploške debljine 1,5 do 2 inča
- Crni krupno mljeveni papar
- 1 limun
- 4 češnja češnjaka, tanko narezana
- 2 žlice nasjeckanog svježeg ružmarina
- 6 svježih listova kadulje, nasjeckanih
- 1 žličica mljevene crvene paprike (ili po ukusu)
- ½ šalice maslinovog ulja

1. U velikoj tavi blanširajte brokulu Rabe u kipućoj vodi 1 minutu. Odmah prebacite u posudu s ledenom vodom. Kad se ohladi, brokulu ocijedite u tepsiju obloženu papirnatim ručnicima i obrišite je što je moguće suše drugim papirnatim ručnikom. Izvadite papirnate ručnike iz posude. Pokapajte brokulu Rabe

s 1 žlicom maslinovog ulja i promiješajte. ostaviti sa strane do pečenja.

2. Obje strane kotleta pospite krupno mljevenim paprom. stavite ga na stranu. Uklonite koricu limuna gulilicom za povrće (limun sačuvajte za drugu svrhu). Pospite koricu limuna, nasjeckani češnjak, ružmarin, kadulju i mljevenu crvenu papriku po velikoj zdjeli; stavite ga na stranu.

3. Za roštilj na drveni ugljen premjestite vrući ugljen na jednu stranu roštilja i ostavite malo ugljena ispod druge strane roštilja. Pecite kotlete izravno na vrućem ugljenu 2-3 minute ili dok se ne stvori smeđa korica. Okrenite kriške i pecite drugu stranu još 2 minute. Stavite kriške na drugu stranu roštilja. Pokrijte i pecite na roštilju 10-15 minuta ili dok ne bude gotovo (145°F). (Za plinski roštilj, prethodno zagrijte roštilj; smanjite toplinu na srednju razinu na jednoj strani roštilja. Pecite kriške na visokoj razini kao gore. Premjestite na srednju stranu roštilja; nastavite kao gore.)

4. Prebacite kotlete na tanjur. Pokapajte kriške s ½ šalice maslinovog ulja i okrenite ih kako biste premazali obje strane. Ostavite da se marinira 3-5 minuta prije posluživanja, zatim okrenite jednom ili dvaput da se meso obloži limunovom koricom, češnjakom i začinskim biljem.

5. Dok se kotleti odmaraju, ispecite rabe od brokule dok malo ne pougljeni i ponovno ih zagrijte. Rabe od

brokule poslužite uz lungić na tanjur; Svaku krišku i brokulu prije posluživanja prelijte s malo marinade.

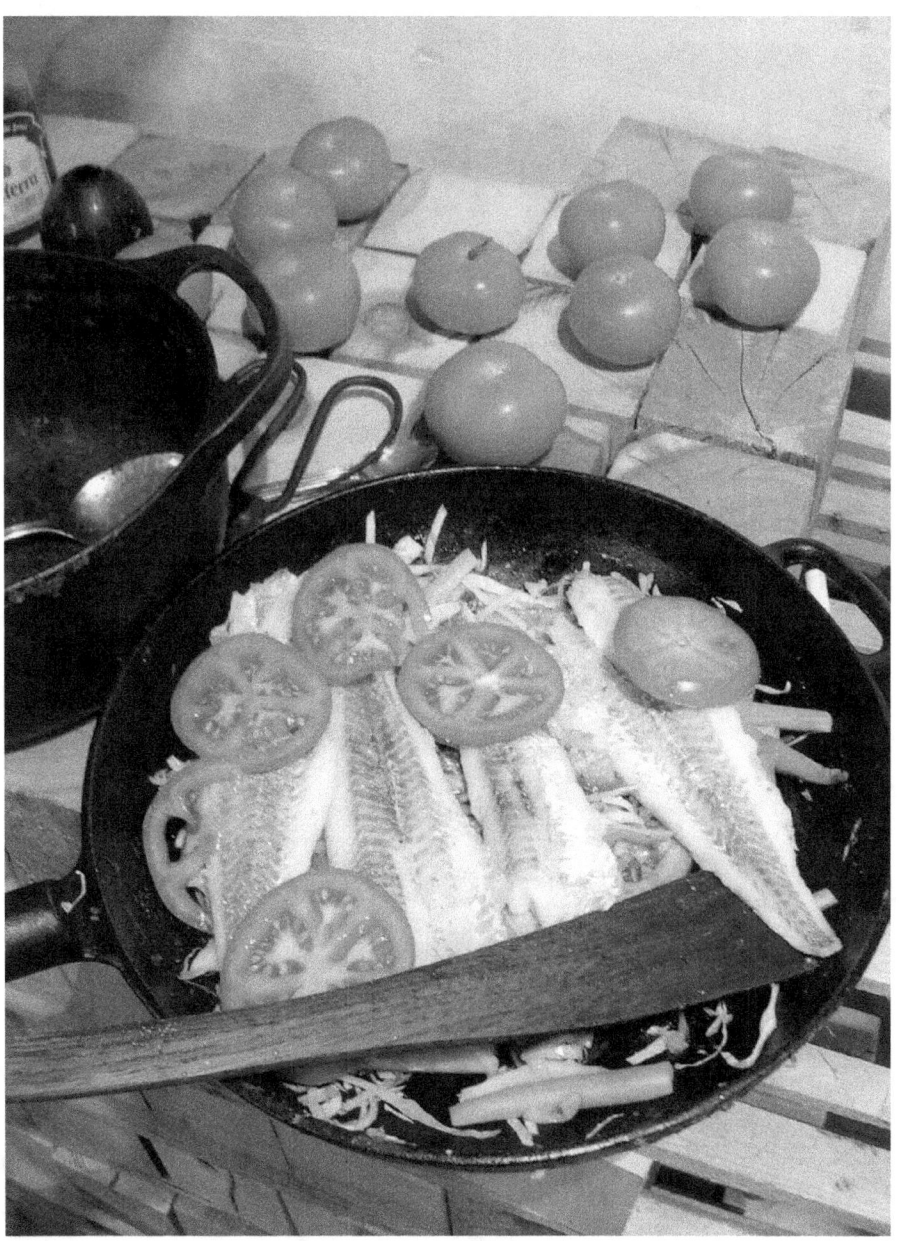

PEČENA PURETINA SA PIREOM OD ČEŠNJAKA

PRIPREMA:1 sat Pečenje: 2 sata 45 minuta Odstajanje: 15 minuta Priprema: 12-14 porcija

PRONAĐITE PURICU KOJA TO IMANE UBRIZGAVA SE FIZIOLOŠKA OTOPINA. AKO NA ETIKETI PIŠE "OJAČANO" ILI "SAMOLJEPLJIVO", VJEROJATNO JE PUNO NATRIJA I DRUGIH ADITIVA.

1 puretina od 12-14 kila

2 žlice mediteranskih začina (vidirecept)

¼ šalice maslinovog ulja

3 funte srednje velike mrkve, oguljene, bez jezgre i prepolovljene ili narezane na četvrtine po dužini

1 recept Pire od korijena češnjaka (vidirecept, dolje)

1. Zagrijte pećnicu na 425°F. Uklonite vrat i iznutrice iz puretine; biti rezerviran za drugu upotrebu prema potrebi. Nježno povucite kožu od ruba dojke. Gurnite prste pod kožu kako biste stvorili džep na prsima i bedrima. Pod koru staviti 1 žlicu mediteranskih začina; Prstima ga ravnomjerno rasporedite po prsima i bedrima. Povucite kožu vrata. Pričvrstite ražnjićem. Zavucite krajeve bedara ispod trake kože iznad repa. Ako nemate kožnu narukvicu, upotrijebite 100% pamučnu kuhinjsku uzicu da čvrsto zavežete bedra za rep. Zavucite vrhove krila ispod leđa.

2. Stavite puretinu, s prsima prema gore, na rešetku u plitku, veliku posudu za pečenje. Premažite puretinu s 2 žlice ulja. Puretinu pospite preostalim mediteranskim začinima. Umetnite termometar za

meso u središte unutarnjeg bedrenog mišića. Toplomjer ne smije dodirivati kost. Puretinu labavo prekrijte aluminijskom folijom.

3. Pecite 30 minuta. Smanjite temperaturu pećnice na 325°F. Pecite 1½ sat. U posebno veliku zdjelu ubacite mrkvu i preostale 2 žlice ulja. baciti kaput. Rasporedite mrkvu na veliki lim za pečenje. S puretine skinite foliju i zarežite kožu ili vrpcu između bataka. Nastavite peći mrkvu i puretinu 45 minuta do 1¼ sata ili dok termometar ne zabilježi 175°F.

4. Izvadite puricu iz pećnice. Početna stranica; Ostavite da odstoji 15-20 minuta prije rezanja. Puretinu poslužite uz pire od mrkve i češnjaka.

Pasirano korijenje češnjaka: odrežite i ogulite 3 do 3½ funte rutabaga i 1½ do 2 funte korijena celera; Izrežite na komade od 2 inča. U loncu od 6 litara kuhajte rutabagas i korijen celera u dovoljno kipuće vode da pokrije, 25-30 minuta ili dok ne omekšaju. Pomiješajte 3 žlice ekstra djevičanskog ulja i 6-8 režnjeva nasjeckanog češnjaka u maloj tavi. Kuhajte na laganoj vatri 5-10 minuta, ili dok češnjak ne zamiriše, ali ne porumeni. Pažljivo dodajte ¾ šalice juhe od pileće kosti (vidi<u>recept</u>) ili pileća juha bez dodatka soli. vrije; maknuti s vatre. Povrće ocijedite i vratite u lonac. Povrće zgnječite gnječilicom za krumpir ili istucite električnom miješalicom na niskoj brzini. Dodajte ½ žličice crnog papra. Postupno pasirajte ili umiješajte juhu dok se povrće ne izmiješa i postane gotovo glatko. Dodajte još ¼ šalice juhe od pileće kosti ako je potrebno da postignete željenu gustoću.

PUNJENA PUREĆA PRSA S PESTO UMAKOM I SALATOM OD RUKOLE

PRIPREMA: 30 minuta Pečenje: 1 sat 30 minuta Stajanje: 20 minuta Priprema: 6 porcija

OVO JE ZA LJUBITELJE BIJELOG MESAIZVANA - HRSKAVA PUREĆA PRSA PUNJENA SUŠENIM RAJČICAMA, BOSILJKOM I MEDITERANSKIM ZAČINIMA. OD OSTATAKA JE ODLIČAN RUČAK.

1 šalica osušenih rajčica (ne masnih)

1 pureća prsa bez kostiju od 4 kilograma s pola kože

3 žličice mediteranskih začina (vidi<u>recept</u>)

1 šalica labavo zamotanih listova svježeg bosiljka

1 žlica maslinovog ulja

8 oz baby rikule

3 veće rajčice prepolovite i narežite na ploške

¼ šalice maslinovog ulja

2 žlice crvenog vinskog octa

Crni papar

1½ šalice pesta od bosiljka (vidi<u>recept</u>)

1. Zagrijte pećnicu na 375°F. Sušene rajčice u manjoj posudi prelijte kipućom vodom toliko da ih prekrije. Ostavite stajati 5 minuta; procijedite i narežite na sitne komadiće.

2. Stavite pureća prsa s kožom prema dolje na veliku plastičnu foliju. Stavite još jedan list plastične folije preko purice. Koristeći ravnu stranu batića za meso,

nježno istucite prsa na debljinu od oko 1 cm. Bacite plastičnu foliju. Po mesu pospite 1½ žličice mediteranske mješavine začina. Na vrh stavite rajčice i listiće bosiljka. Pureća prsa pažljivo zarolajte tako da koža ostane izvana. Kuhinjskom uzicom od 100% pamuka učvrstite pečenje na četiri do šest mjesta. Premažite 1 žlicom maslinovog ulja. Pečeno pospite preostalom 1½ žličicom mediteranskog začina.

3. Pečeno stavite s kožom prema gore na rešetku u plitku posudu. Pecite bez poklopca sat i pol, ili dok termometar s trenutnim očitanjem umetnut u sredinu ne pokaže 165°F, a kora ne postane zlatnosmeđa i hrskava. Izvadite puretinu iz pećnice. Pokrijte folijom; Ostavite stajati 20 minuta prije rezanja.

4. Za salatu od rikule, pomiješajte rikulu, rajčice, ¼ šalice maslinovog ulja, ocat i papar po ukusu u velikoj zdjeli. Uklonite vlakna iz pečenja. Puretinu narežite na tanke ploške. Poslužuje se uz salatu od rukole i pesto od bosiljka.

ZAČINJENA PUREĆA PRSA S BBQ UMAKOM OD VIŠANJA

PRIPREMA:15 minuta Pečenje: 1 sat 15 minuta Stajanje: 45 minuta Priprema: 6-8 porcija

OVO JE DOBAR RECEPTAKO ŽELITE RADITI NEŠTO DRUGO OSIM HAMBURGERA, POSLUŽITE PUBLIKU NA ROŠTILJU U DVORIŠTU. POSLUŽITE UZ HRSKAVU SALATU, POPUT HRSKAVE SALATE OD BROKULE (VIDIRECEPT) ILI OBRIJANE SALATE OD PROKULICE (VIDIRECEPT).

- 1 4-5 kg cijelih purećih prsa s kostima
- 3 žlice dimljenog začina (vidirecept)
- 2 žlice svježeg soka od limuna
- 3 žlice maslinovog ulja
- 1 šalica suhog bijelog vina, kao što je Sauvignon Blanc
- 1 šalica svježih ili smrznutih nezaslađenih Bing trešanja, bez koštica i nasjeckanih
- ⅓ šalice vode
- 1 šalica BBQ umaka (vidirecept)

1. Ostavite pureća prsa da odstoje na sobnoj temperaturi 30 minuta. Zagrijte pećnicu na 325°F. Stavite pureća prsa, kožom prema gore, na rešetku u posudu za pečenje.

2. Pomiješajte začin za dimljenje, limunov sok i maslinovo ulje u maloj posudi da napravite pastu. Odvojite kožu od mesa; Polovinu mase pažljivo rasporedite po mesu ispod kore. Preostalu pastu ravnomjerno rasporedite po koži. Ulijte vino na dno posude.

3. Pecite 1¼ do 1½ sata, ili dok koža ne porumeni i dok termometar s trenutnim očitanjem umetnut u sredinu pečenja (bez dodirivanja kosti) ne očita 170°F. Okrenite posudu na pola vremena kuhanja. Pustite da odstoji 15-30 minuta prije rezanja.

4. U međuvremenu, za pripremu Cherry BBQ umaka, pomiješajte višnje i vodu u srednje velikoj tavi. vrije; Smanjite vatru. Pirjajte otklopljeno 5 minuta. pomiješajte s BBQ umakom; Pirjati 5 minuta. Poslužite toplo ili na sobnoj temperaturi uz puretinu.

PUREĆI FILE DINSTAN U VINU

PRIPREMA:30 minuta kuhanja: 35 minuta: 4 porcije

U TAVI SKUHAJTE PURETINUKOMBINACIJA VINA, NASJECKANE ROMSKE RAJČICE, PILEĆE JUHE, SVJEŽEG ZAČINSKOG BILJA I MLJEVENE CRVENE PAPRIKE DAJE ODLIČAN OKUS. OVO JELO NALIK VARIVU POSLUŽITE U PLITKIM ZDJELICAMA I S VELIKOM ŽLICOM KAKO BI UKUSNA JUHA UŠLA U SVAKI ZALOGAJ.

- 2 pureća fileta od 8 do 12 unci, izrezana na komade od 1 inča
- 2 žlice začina za perad bez soli
- 2 žlice maslinovog ulja
- 6 režnjeva mljevenog češnjaka (1 žlica)
- 1 šalica nasjeckanog luka
- ½ šalice nasjeckanog celera
- 6 romskih rajčica, očišćenih od sjemenki i nasjeckanih (oko 3 šalice)
- ½ šalice suhog bijelog vina, kao što je Sauvignon Blanc
- ½ šalice juhe od pileće kosti (vidi_recept_) ili pileća juha bez dodatka soli
- ½ žličice sitno nasjeckanog svježeg ružmarina
- ¼-½ žličice mljevene crvene paprike
- ½ šalice svježeg lišća bosiljka, nasjeckanog
- ½ šalice nasjeckanog svježeg peršina

1. U velikoj zdjeli premažite komade puretine začinima za perad. U posebno velikoj tavi koja se ne lijepi zagrijte 1 žlicu maslinovog ulja na srednje jakoj vatri.

Puretinu pržite u porcijama na vrućem ulju dok ne porumeni sa svih strana. (Puretina se ne mora kuhati.) Stavite na tanjur i držite na toplom.

2. Dodajte preostalu 1 žlicu maslinovog ulja u tavu. Pojačajte toplinu na srednje jaku. Dodajte češnjak; zakuhajte i miješajte 1 minutu. Dodajte luk i celer; zakuhajte i miješajte 5 minuta. Dodajte pureće meso i sok s tanjura, rajčice, vino, pileći temeljac, ružmarin i mljevenu crvenu papriku. Smanjite temperaturu na srednje nisku. Poklopite i kuhajte 20 minuta uz povremeno miješanje. Dodajte bosiljak i peršin. Poklopite i kuhajte dodatnih 5 minuta ili dok puretina više ne bude ružičasta.

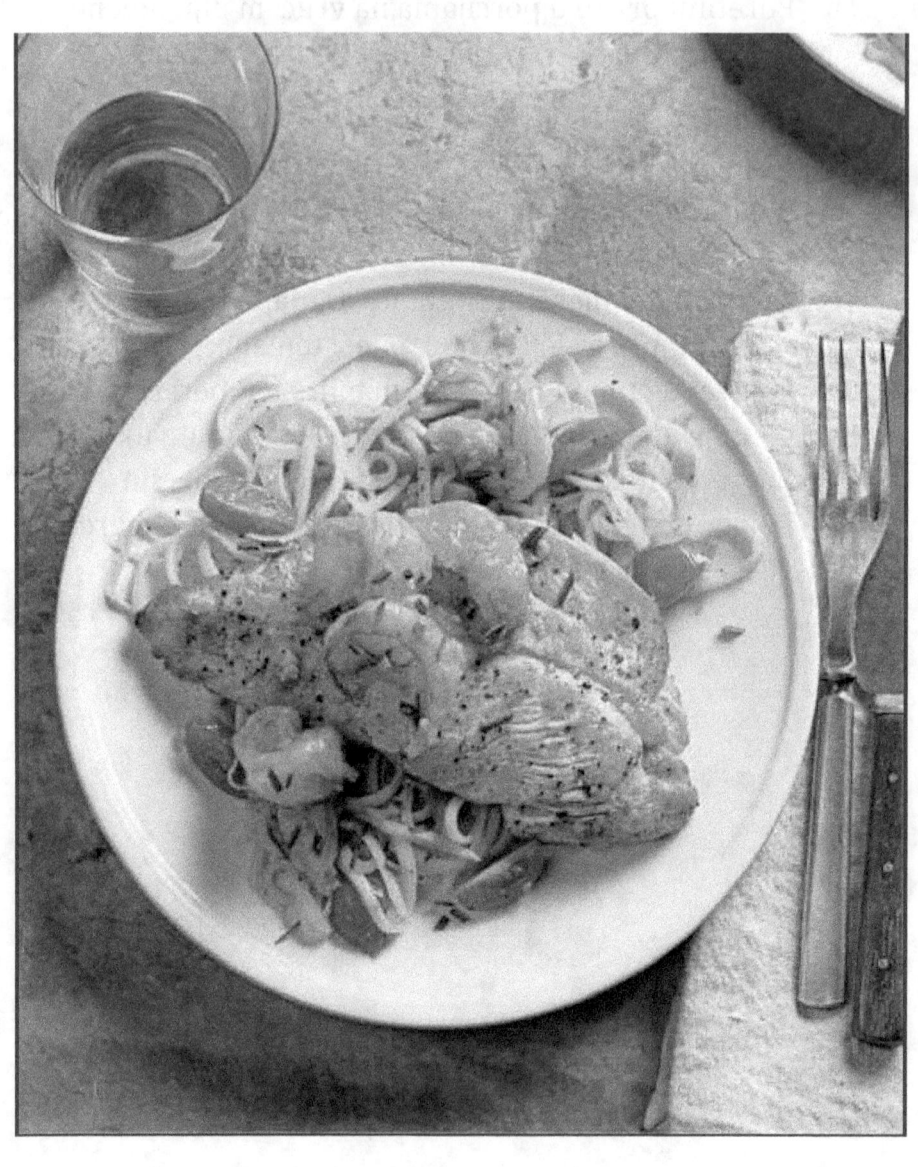

PUREĆA PRSA PRŽENA NA TAVI S UMAKOM OD ŠKAMPA OD VLASCA

PRIPREMA:30 minuta kuhanja: 15 minuta priprema: 4 porcijeFOTOGRAFIJA

PUREĆI FILE PREREŽITE NA POLADLANOM LAGANO PRITISNITE SVAKI VODORAVNO ŠTO JE RAVNOMJERNIJE MOGUĆE, RAVNOMJERNO PRITISKAJUĆI DOK REŽETE MESO.

- ¼ šalice maslinovog ulja
- 2 fileta purećih prsa od 8 do 12 unci, vodoravno prepolovljena
- ¼ žličice svježe mljevenog crnog papra
- 3 žlice maslinovog ulja
- 4 češnja češnjaka sitno nasjeckana
- 8 unci oguljenih i odvojenih srednjih kozica, uklonjenih repova i prepolovljenih po dužini
- ¼ šalice suhog bijelog vina, juhe od pileće kosti (vidirecept) ili pileća juha bez dodatka soli
- 2 žlice nasjeckanog svježeg vlasca
- ½ žličice sitno naribane kore limuna
- 1 žlica svježeg soka od limuna
- Tjestenina od bundeve i rajčice (vidirecept, dolje) (nije obavezno)

1. Zagrijte 1 žlicu maslinovog ulja u posebno velikoj tavi na srednje jakoj vatri. Dodajte puretinu u tavu; Pospite paprom. Smanjite vatru na srednju. Kuhajte 12-15 minuta ili dok više ne postane ružičasto i sok ne počne biti bistar (165°F). Okrenite jednom na pola

kuhanja. Izvadite ploške puretine iz tave. Pokriti folijom da ostane toplo.

2. Za umak zagrijte 3 žlice ulja u istoj tavi na srednje jakoj vatri. Dodajte češnjak; Neka se kuha 30 sekundi. umiješajte škampe; zakuhajte i miješajte 1 minutu. Umiješajte vino, vlasac i koricu limuna; kuhajte i miješajte još 1 minutu ili dok škampi ne postanu neprozirni. Maknite s vatre; Umiješajte limunov sok. Prilikom posluživanja umakom prelijte pureće odreske. Poslužite uz tjesteninu od bundeve i rajčice po želji.

Tjestenina s tikvicama i rajčicama: pomoću gulilice za mandoline ili julienne julienne 2 žute ljetne tikve. U velikoj tavi zagrijte 1 žlicu ekstra djevičanskog maslinovog ulja na srednje jakoj vatri. Dodajte trakice bundeve; Neka kuha 2 minute. Dodajte 1 šalicu rajčica narezanih na četvrtine i ¼ žličice svježe mljevenog crnog papra; Kuhajte još 2 minute ili dok tikva ne postane hrskava i mekana.

PIRJANI PUREĆI BUT S KORJENASTIM POVRĆEM

PRIPREMA:Kuhanje 30 minuta: 1 sat 45 minuta dakle: 4 porcije

OVO JE JEDNO OD TIH JELAISPLATI SE NAPRAVITI U SVJEŽE JESENSKO POSLIJEPODNE KADA IMATE VREMENA ZA ŠETNJU DOK SE PEČE U PEĆNICI. AKO VAM VJEŽBANJE NE POBUDI APETIT, PREKRASAN MIRIS KAD UĐETE NA VRATA SIGURNO HOĆE.

3 žlice maslinovog ulja

4 pureća buta, 20-24 unce

½ žličice svježe mljevenog crnog papra

6 režnjeva češnjaka, oguljenih i zgnječenih

1½ žličice zdrobljenih sjemenki komorača

1 žličica cijele mljevene piment*

1½ šalice juhe od pileće kosti (vidi<u>recept</u>) ili pileća juha bez dodatka soli

2 grančice svježeg ružmarina

2 grančice svježeg timijana

1 list lovora

2 velika luka, oguljena i izrezana na 8 kriški

6 velikih mrkvi, oguljenih i narezanih na ploške od 1 inča

2 velike cikle, oguljene i narezane na kockice od 1 inča

2 srednja pastrnjaka, oguljena i narezana na ploške od 1 inča**

1 korijen celera, oguljen i narezan na komade od 1 inča

1. Zagrijte pećnicu na 350°F. Zagrijte maslinovo ulje u velikoj tavi na srednje jakoj vatri. Dodajte 2 pureća

buta. Pecite oko 8 minuta ili dok krakovi ne porumene i hrskaju sa svih strana te ravnomjerno porumene. Prebacite pureće batake na tanjur; Ponovite s preostala 2 pureća buta. Stavila si me na stranu.

2. U tavu dodajte papar, češnjak, sjemenke komorača i alevu papriku. Kuhajte i miješajte na srednje jakoj vatri 1-2 minute ili dok ne zamiriše. Umiješajte juhu od pileće kosti, ružmarin, majčinu dušicu i lovor. Zakuhajte, promiješajte i ostružite zapečene komadiće s dna posude. Maknite posudu s vatre i ostavite sa strane.

3. U iznimno velikoj pećnici s poklopcem koji čvrsto prianja, pomiješajte luk, mrkvu, ciklu, pastrnjak i korijen celera. dodajte tekućinu iz posude; baciti kaput. U smjesu od povrća utisnite pureći but. Pokrijte poklopcem.

4. Pecite oko 1 sat i 45 minuta, ili dok povrće ne omekša i puretina ne omekša. Pureće batake i povrće poslužite u velikim plitkim zdjelama. Prelijte ga sokom iz tepsije.

*Savjet: Da biste oštetili sjemenke pimenta i komorača, stavite sjemenke na dasku za rezanje. Pritisnite ravnom stranom kuharskog noža kako bi se sjemenke malo zgnječile.

**Savjet: Odrežite veće komade s vrhova pastrnjaka.

ZAČINJENI PUREĆI KRUH S KARAMELIZIRANIM KEČAPOM OD LUKA I PRŽENIM ŠNITAMA KUPUSA

PRIPREMA:15 minuta kuhanje: 30 minuta pečenje: 1 sat 10 minuta stajanje: 5 minuta priprema: 4 porcije

KLASIČNA MESNA ŠTRUCA S PRELJEVOM OD KEČAPA, NARAVNOU PALEO MENIJU, KADA KEČAP (VIDI<u>RECEPT</u>) NE SADRŽI SOL I DODANI ŠEĆER. OVDJE SE KEČAP POMIJEŠA S KARAMELIZIRANIM LUKOM NASLAGANIM NA VRH MESNE ŠTRUCE PRIJE PEČENJA.

- 1½ funte mljevene puretine
- 2 jaja, lagano tučena
- ½ šalice bademovog brašna
- ⅓ šalice nasjeckanog svježeg peršina
- ¼ šalice tanko narezanog mladog luka (2)
- 1 žlica nasjeckane svježe kadulje ili 1 žličica nasjeckane sušene kadulje
- 1 žlica svježeg timijana ili 1 žličica osušenog timijana, sitno nasjeckanog
- ¼ žličice crnog papra
- 2 žlice maslinovog ulja
- 2 glavice slatkog luka prepoloviti i narezati na tanke ploške
- 1 šalica paleo kečapa (vidi<u>recept</u>)
- 1 manju glavicu kupusa prepolovite, izvadite jezgru i narežite na 8 kriški
- ½-1 žličica mljevene crvene paprike

1. Zagrijte pećnicu na 350°F. Veći pleh obložite papirom za pečenje. stavite ga na stranu. U velikoj zdjeli pomiješajte mljevenu puretinu, jaje, bademovo brašno, peršin, mladi luk, kadulju, timijan i crni papar. U pripremljenoj posudi oblikujte smjesu puretine u štrucu veličine 8 x 4 inča. Pecite 30 minuta.

2. U međuvremenu, za karamelizirani ketchup od luka, zagrijte 1 žlicu maslinovog ulja u velikoj tavi na srednje jakoj vatri. dodajte luk; Kuhajte oko 5 minuta ili dok luk tek ne počne smeđiti, često miješajući. Smanjite toplinu na srednje nisku; Kuhajte oko 25 minuta ili dok ne porumeni i vrlo omekša, povremeno miješajući. Maknite s vatre; Umiješajte paleo kečap.

3. Na pureći kruh prelijte karamelizirani kečap od luka. Oko štruce stavite ploške kupusa. Kupus prelijte preostalom 1 žlicom maslinovog ulja; Pospite mljevenom crvenom paprikom. Pecite oko 40 minuta ili dok termometar s trenutnim očitanjem umetnut u sredinu štruce ne pokaže 165°F, podlijte s dodatnom količinom karameliziranog kečapa od luka i okrenite slaninu nakon 20 minuta. Ostavite pureći kruh da odstoji 5-10 minuta prije rezanja.

4. Pureći kruh poslužite s naribanim kupusom i preostalim kečapom od karameliziranog luka.

TURSKA POSOLE

PRIPREMA:20 minuta pečenje: 8 minuta kuhanje: 16 minuta
Priprema: 4 porcije

DODACI ZA ZAGRIJAVANJE JUHE NA MEKSIČKI NAČINVIŠE OD JEDNOSTAVNOG PRILOGA. KORIJANDER MU DAJE PREPOZNATLJIV OKUS, AVOKADO DAJE KREMASTOST – A PEČENE PEPITA DAJU FINU HRSKAVOST.

- 8 svježih rajčica
- 1¼ do 1½ funte mljevene puretine
- 1 crvena paprika, očišćena od sjemenki i narezana na tanke trakice veličine zalogaja
- ½ šalice nasjeckanog luka (1 srednji)
- 6 režnjeva mljevenog češnjaka (1 žlica)
- 1 žlica meksičkog začina (vidi_recept_)
- 2 šalice juhe od pileće kosti (vidi_recept_) ili pileća juha bez dodatka soli
- 1 limenka od 14,5 unce neslane pečene rajčice, ocijeđene
- 1 jalapeño ili serrano čili papričica, bez sjemenki i nasjeckana (vidi_savjet_)
- 1 srednji avokado prerezan na pola, oguljen, bez koštica i tanko narezan
- ¼ šalice neslanih pepita, tostiranih (vidi_savjet_)
- ¼ šalice svježeg cilantra
- kriške limete

1. Zagrijte brojler. Uklonite i bacite kožice rajčica. Rajčice operite i prerežite na pola. Stavite polovice rajčice na nezagrijanu rešetku tave. Pecite na 4-5 inča topline 8-

10 minuta ili dok lagano ne porumene, okrećući jednom na pola kuhanja. Ostavite da se malo ohladi na rešetki u plehu.

2. U velikoj tavi kuhajte puretinu, papriku i luk na srednje jakoj vatri 5-10 minuta ili dok puretina ne porumeni, a povrće omekša. Miješajte drvenom kuhačom da se meso tijekom pečenja raspadne. Po potrebi ocijediti masnoću. Dodajte češnjak i meksički začin. Zakuhajte i miješajte još 1 minutu.

3. U blenderu pomiješajte otprilike dvije trećine pougljenjenih rajčica i 1 šalicu juhe od pilećih kostiju. Pokrijte i miješajte dok ne postane glatko. Dodajte u smjesu puretine u tavi. Umiješajte preostalu 1 šalicu pileće juhe, neocijeđene rajčice i čili papričicu. Preostale rajčice grubo nasjeckajte; dodajte smjesi za puretinu. vrije; Smanjite vatru. Poklopite i pirjajte 10 minuta.

4. Prilikom posluživanja juhu ulijte u ravne zdjelice. Preliven je avokadom, pepitama i cilantrom. Preko juhe iscijedite kriške limete.

JUHA OD PILEĆE KOSTI

PRIPREMA:15 minuta pečenje: 30 minuta kuhanje: 4 sata hladno: preko noći: cca. 10 šalica

ZA NAJSVJEŽIJI, NAJBOLJI OKUS - I NAJVIŠU KVALITETUNUTRITIVNE VRIJEDNOSTI – KORISTITE DOMAĆI PILEĆI TEMELJAC U RECEPTIMA. (TAKOĐER NE SADRŽI SOL, KONZERVANSE NI ADITIVE.) TOSTIRANJEM KOSTIJU PRIJE KUHANJA POBOLJŠAVA SE OKUS. DOK SE POLAKO KUHAJU U TEKUĆINI, KOSTI OPSKRBLJUJU JUHU MINERALIMA POPUT KALCIJA, FOSFORA, MAGNEZIJA I KALIJA. VERZIJA ZA SPORO KUHANJE U NASTAVKU ČINI TO VRLO JEDNOSTAVNIM. ZAMRZNITE U POSUDAMA OD 2 I 4 ŠALICE I ODMRZNITE SAMO ONO ŠTO VAM JE POTREBNO.

- 2 kg pilećih krilaca i leđa
- 4 mrkve, sitno nasjeckane
- 2 veća poriluka, samo bijele i svijetlo zelene dijelove, narezati na tanke ploške
- 2 štapića s listovima celera, grubo nasjeckana
- 1 pastrnjak, grubo nasjeckan
- 6 velikih grančica talijanskog peršina
- 6 grančica svježeg timijana
- 4 češnja češnjaka, prerezana na pola
- 2 žličice cijelog crnog papra
- 2 cijela klinčića
- Hladna voda

1. Zagrijte pećnicu na 425°F. Pileća krilca i leđa složite u veliku posudu za pečenje; Pecite 30-35 minuta ili dok dobro ne porumene.

2. Premjestite zapečene komade piletine i sve zapečene komadiće koji su se nakupili u tavi u veliki lonac. Dodajte mrkvu, poriluk, celer, pastrnjak, peršin, majčinu dušicu, češnjak, papar i klinčiće. U veliki lonac ulijte dovoljno hladne vode (oko 12 šalica) da prekrije piletinu i povrće. Zakuhajte na srednjoj vatri; Prilagodite toplinu tako da juha bude vrlo niska i da mjehurići tek izbijaju na površinu. Poklopite i pirjajte 4 sata.

3. Vruću juhu procijedite kroz veliko cjedilo obloženo s dva sloja vlažne 100% pamučne gaze. Odbacite čvrste tvari. Pokrijte juhu i stavite u hladnjak preko noći. Prije upotrebe uklonite sloj masnoće s vrha juhe i bacite je.

Savjet: Za zgušnjavanje juhe (po izboru), pomiješajte 1 bjelanjak, 1 naribanu ljusku jajeta i ¼ šalice hladne vode u maloj posudi. Umiješajte smjesu u procijeđenu juhu u tavi. Vratite se kuhanju. Maknite s vatre; Ostavite 5 minuta. Procijedite vruću juhu kroz svježe cjedilo obloženo dvostrukom 100% pamučnom gazom. Odmastite i uklonite masnoću prije upotrebe.

Upute za sporo kuhanje: Pripremite prema uputama osim koraka 2 i dodajte sastojke u sporo kuhalo od 5-6 litara. Poklopite i kuhajte na laganoj vatri 12-14 sati. Nastavite kako je opisano u koraku 3. Za oko 10 šalica.

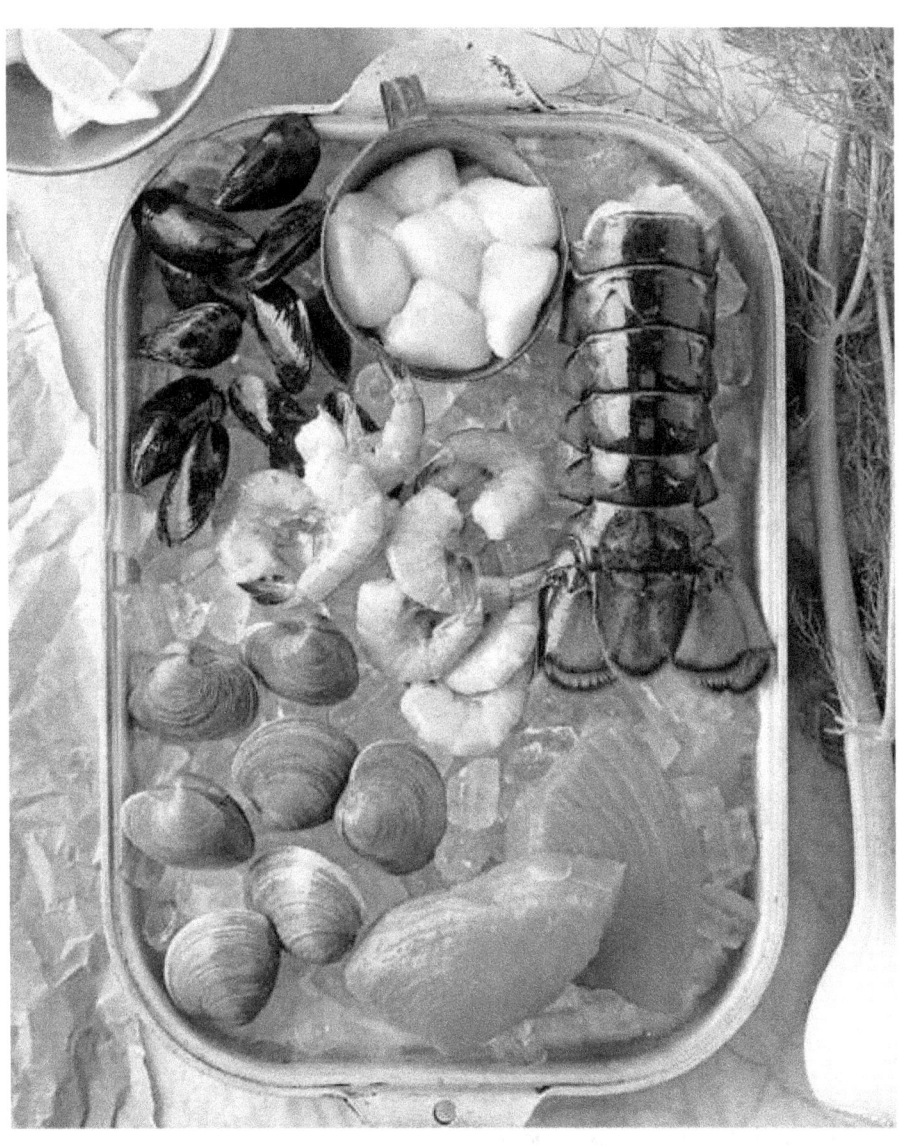

ZELENI HARISA LOSOS

PRIPREMA:Pečenje 25 minuta: Roštilj 10 minuta: 8 minuta
Priprema: 4 porcijeFOTOGRAFIJA

KORISTI SE STANDARDNA MAŠINA ZA GULJENJE POVRĆASVJEŽE SIROVE ŠPAROGE NAREZANE NA TANKE VRPCE ZA SALATU. PRELIVEN SVIJETLIM VINAIGRETOM OD CITRUSA (VIDIRECEPT) I POPRAĆENO DIMLJENIM TOSTIRANIM SJEMENKAMA SUNCOKRETA, LOSOSOM I PIKANTNIM ZELENIM UMAKOM.

LOSOS
4 svježa ili smrznuta fileta lososa od 6 do 8 unci bez kože, debljine oko 1 inča
maslinovo ulje

HARISSA
1½ žličice kumina
1½ žličice sjemenki korijandera
1 šalica čvrsto zbijenog svježeg lišća peršina
1 šalica grubo nasjeckanog svježeg cilantra (listovi i stabljike)
2 jalapeñosa, bez sjemenki i grubo nasjeckana (vidisavjet)
1 ljutika, sitno nasjeckana
2 češnja češnjaka
1 žličica sitno nasjeckane limunove kore
2 žlice svježeg soka od limuna
⅓ šalice maslinovog ulja

ZAČINJENE SJEMENKE SUNCOKRETA
⅓ šalice sirovih sjemenki suncokreta
1 žličica maslinovog ulja
1 žličica dimljenog začina (vidi<u>recept</u>)

SALATA
12 velikih koplja šparoga, obrezanih (oko 1 funta)
⅓ šalice Bright Citrus Vinaigrette (vidi<u>recept</u>)

1. Odmrznite ribu ako je smrznuta; Obrišite papirnatim ručnikom. Obje strane ribe tanko premažite maslinovim uljem. Stavila si me na stranu.

2. Za harissu, tostirajte sjemenke kumina i korijandera u maloj tavi na srednje jakoj vatri 3-4 minute, ili dok lagano ne porumene i ne zamirišu. U sjeckalici pomiješajte pržene sjemenke kumina i korijandera, peršin, cilantro, jalapeño, mladi luk, češnjak, limunovu koricu, limunov sok i maslinovo ulje. radimo glatko. Stavila si me na stranu.

3. Za začinjene sjemenke suncokreta zagrijte pećnicu na 300°F. Pleh obložiti papirom za pečenje; stavite ga na stranu. Pomiješajte sjemenke suncokreta i 1 žličicu maslinovog ulja u maloj posudi. Pospite dimljeni začin preko sjemenki; promiješajte da se obloži. Suncokretove sjemenke ravnomjerno rasporedite po papiru za pečenje. Pecite oko 10 minuta ili dok se lagano ne prepeče.

4. Za roštilj na ugljen ili plin, stavite losos izravno na podmazanu rešetku na srednje jakoj vatri. Pokrijte i pecite na roštilju 8-12 minuta, ili dok se riba ne ljušti

kada se isproba vilicom i ne okrene na pola vremena pečenja.

5. U međuvremenu, za salatu, gulilicom za povrće narežite šparoge na duge, tanke trake. Stavite na tanjur ili srednju zdjelu. (Vrhovi će se odlomiti kada se koplje tanji. Stavite u zdjelu ili zdjelu.) Pokapajte Bright Citrus Vinaigrette preko obrijanih koplja. Pospite začinjenim sjemenkama suncokreta.

6. Za posluživanje na četiri tanjura stavite po jedan file; Na svaki file staviti malo zelene harise. Poslužite uz salatu od naribanih šparoga.

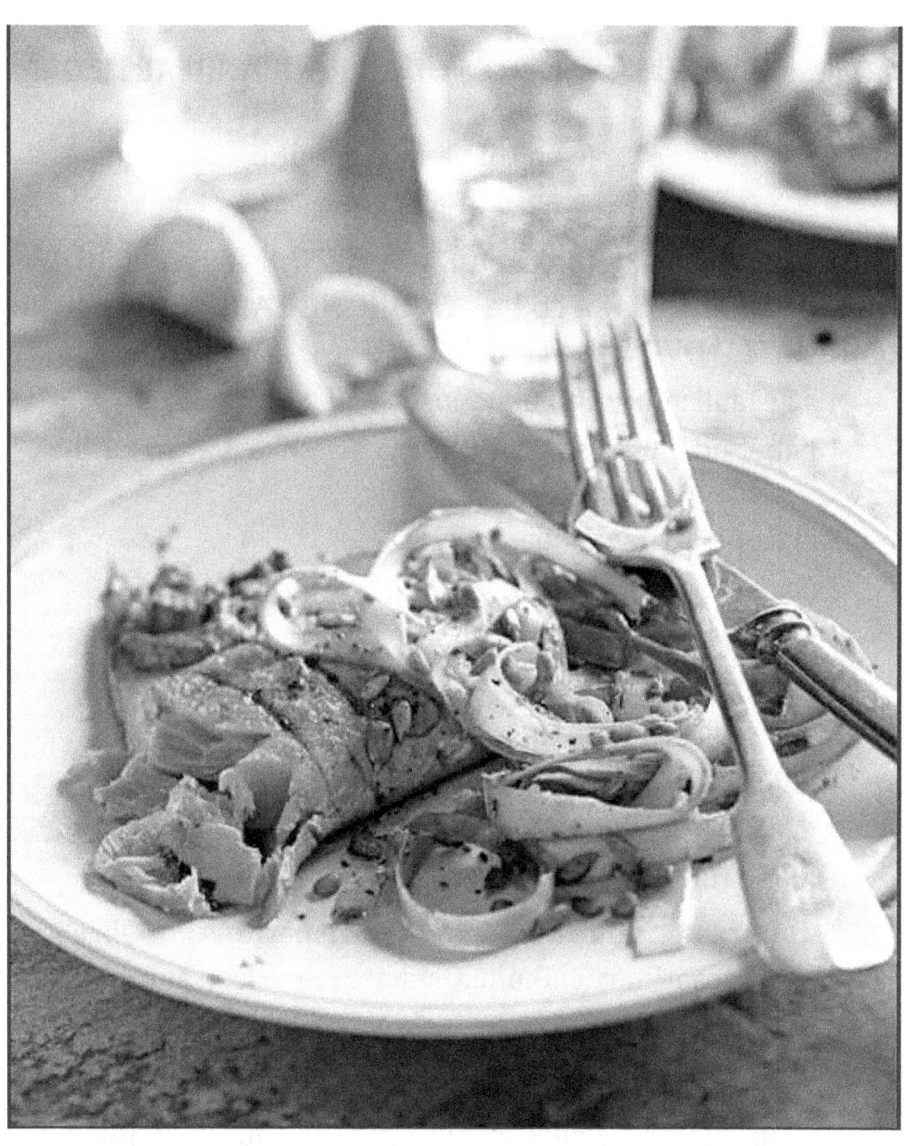

LOSOS NA ŽARU SA SALATOM OD MARINIRANIH ARTIČOKA

PRIPREMA:Pečenje na roštilju 20 minuta: 12 minuta: 4 porcije

ČESTO SU NAJBOLJI ALATI ZA BACANJE SALATEVAŠE RUKE NJEŽNU ZELENU SALATU I ARTIČOKE NA ŽARU NAJBOLJE JE UMIJEŠATI U OVU SALATU ČISTIM RUKAMA.

4 svježa ili smrznuta fileta lososa od 6 oz

1 paket od 9 unci smrznutih srca artičoka, odmrznutih i ocijeđenih

5 žlica maslinovog ulja

2 žlice nasjeckane ljutike

1 žlica sitno nasjeckane limunove kore

¼ šalice svježeg soka od limuna

3 žlice svježeg origana

½ žličice svježe mljevenog crnog papra

1 žlica mediteranskih začina (vidirecept)

1 paket od 5 unci miješane salate za bebe

1. Odmrznite ribu ako je smrznuta. isperite ribu; Obrišite papirnatim ručnikom. Ostavite ribu sa strane.

2. U srednjoj zdjeli pomiješajte srca artičoke s 2 žlice maslinovog ulja. stavite ga na stranu. U velikoj zdjeli pomiješajte 2 žlice maslinovog ulja, ljutiku, limunovu koricu, limunov sok i origano. stavite ga na stranu.

3. Za roštilj na ugljen ili plin, stavite srca artičoka u košaru za roštilj i pecite izravno na srednje jakoj vatri. Pokrijte i pecite na roštilju 6-8 minuta ili dok

dobro ne pougljeni i zagrije se, često miješajući. Uklonite artičoke s roštilja. Ostavite da se ohladi 5 minuta, a zatim dodajte artičoku u smjesu ljutike. Papar; baciti kaput. Stavila si me na stranu.

4. Premažite losos preostalom 1 žlicom maslinovog ulja; Pospite mediteranskim začinima. Stavite losos, začinjenu stranu prema dolje, izravno na roštilj na srednje jaku vatru. Pokrijte i pecite na roštilju 6-8 minuta ili dok vilicom ne budete mogli isprobati ljuske na ribi. Pažljivo preokrenite na pola kuhanja.

5. U zdjelu stavite salatu s mariniranim artičokama; Lagano promiješajte da se prekrije. Salata se poslužuje uz pečeni losos.

BRZO PEČENI ČILEANSKI LOSOS OD KADULJE SA SALSOM OD ZELENIH RAJČICA

PRIPREMA: 35 minuta hladno: 2-4 sata pečenje: 10 minuta: 4 porcije

"FLASH ROASTING" ODNOSI SE NA TEHNIKUU PEĆNICI ZAGRIJTE SUHU TAVU NA JAKOJ TEMPERATURI, DODAJTE MALO ULJA I DODAJTE RIBU, PILETINU ILI MESO (NARAVNO!), PA JELO DOVRŠITE U PEĆNICI. BRZO PEČENJE SKRAĆUJE VRIJEME KUHANJA I STVARA UGODNU HRSKAVU KORICU IZVANA I SOČNU, AROMATIČNU KORICU IZNUTRA.

LOSOS
- 4 5-6 oz svježih ili smrznutih fileta lososa
- 3 žlice maslinovog ulja
- ¼ šalice sitno nasjeckanog luka
- 2 češnja češnjaka oguljena i narezana na ploške
- 1 žlica mljevenog korijandera
- 1 žličica mljevenog kima
- 2 žličice slatke paprike
- 1 žličica sušenog origana, zdrobljenog
- ¼ žličice kajenskog papra
- ⅓ šalice svježeg soka od limete
- 1 žlica svježe kadulje

SALSA OD ZELENIH RAJČICA
- 1½ šalice čvrstih zelenih rajčica narezanih na kockice
- ⅓ šalice nasjeckanog crvenog luka
- 2 žlice nasjeckanog svježeg korijandera

1 jalapeño, očišćen od sjemenki i nasjeckan (vidi savjet)
1 režanj češnjaka, sitno nasjeckan
½ žličice mljevenog kima
¼ žličice čilija u prahu
2-3 žlice svježeg soka limete

1. Odmrznite ribu ako je smrznuta. isperite ribu; Obrišite papirnatim ručnikom. Ostavite ribu sa strane.

2. Za tjesteninu s čili kaduljom pomiješajte 1 žlicu maslinovog ulja, luk i češnjak u maloj tavi. Kuhajte na laganoj vatri 1-2 minute ili dok ne zamiriše. Umiješajte cilantro i kumin; zakuhajte i miješajte 1 minutu. Umiješajte papriku, origano i cayenne; zakuhajte i miješajte 1 minutu. Dodajte sok od limete i kadulje; kuhajte i miješajte oko 3 minute ili dok se ne formira glatka pasta; cool.

3. Prstima premažite obje strane filea pastom od čili kadulje. Stavite ribu u spremnik ili nereaktivnu zdjelu. Čvrsto pokrijte plastičnom folijom. Ostavite u hladnjaku 2-4 sata.

4. Za salsu, pomiješajte rajčice, luk, cilantro, jalapeno, češnjak, kumin i čili u prahu u srednjoj zdjeli. Dobro promiješajte. Prelijte sokom limete; baciti kaput.

4. Gumenom lopaticom ostružite što više paste s lososa. Bacite pastu.

5. Stavite veliku tavu od lijevanog željeza u pećnicu. Uključite pećnicu na 500° F. Zagrijte pećnicu tavom.

6. Vruću posudu izvadite iz pećnice. U tavu dodajte 1 žlicu maslinovog ulja. Nagnite tepsiju da se dno tepsije premaže uljem. Stavite filete u tepsiju, kožom prema dolje. Premažite filete preostalom 1 žlicom maslinovog ulja.

7. Pecite losos oko 10 minuta ili dok ribu ne možete isprobati vilicom. Poslužite ribu sa šalšom.

PEČENI LOSOS I ŠPAROGE EN PAPILLOTE S PESTOM OD LIMUNA I LJEŠNJAKA

PRIPREMA: 20 minuta pečenja: 17 minuta priprema: 4 porcije

KUHANJE EN PAPILLOTE JEDNOSTAVNO ZNAČI KUHANJE NA PAPIRU. TO JE LIJEP NAČIN KUHANJA IZ VIŠE RAZLOGA. RIBA I POVRĆE SE KUHAJU NA PARI U PERGAMENTNOM PAPIRU, ZADRŽAVAJUĆI SOKOVE, OKUSE I HRANJIVE TVARI – I NEMA POTREBE ZA PRANJEM POSUĐA NAKON TOGA.

4 svježa ili smrznuta fileta lososa od 6 oz
1 šalica lagano upakiranih listova svježeg bosiljka
1 šalica lagano upakiranog svježeg lišća peršina
½ šalice prženih lješnjaka*
5 žlica maslinovog ulja
1 žličica sitno nasjeckane limunove kore
2 žlice svježeg soka od limuna
1 režanj češnjaka, sitno nasjeckan
1 kg vitkih šparoga narezati
4 žlice suhog bijelog vina

1. Odmrznite losos ako je zamrznut. isperite ribu; Obrišite papirnatim ručnikom. Zagrijte pećnicu na 400°F.

2. Za pesto pomiješajte bosiljak, peršin, lješnjake, maslinovo ulje, limunovu koricu, limunov sok i češnjak u blenderu ili procesoru hrane. Pokrijte i miješajte ili obradite dok ne postane glatko; stavite ga na stranu.

3. Izrežite četiri kvadrata od 12 inča od papira za pečenje. Stavite file lososa u sredinu kvadrata pergamenta za svako pakiranje. Na vrh stavite četvrtinu šparoga i 2-3 žlice pesta; Pospite 1 žlicom vina. Podignite dvije suprotne strane papira za pečenje i nekoliko puta ga preklopite preko ribe. Savijte krajeve pergamenta kako biste ih zatvorili. Ponovite ovaj postupak za stvaranje još tri paketa.

4. Pecite 17-19 minuta ili dok ribu ne možete isprobati vilicom (pažljivo otvorite pakiranje da provjerite je li pečena).

*Savjet: Za tostiranje lješnjaka zagrijte pećnicu na 350°F. Na ravnu tepsiju rasporedite orahe u jednom sloju. Pecite 8-10 minuta ili dok lagano ne porumene, jednom promiješajte da ravnomjerno porumene. Ostavite orahe da se malo ohlade. Tople orahe stavite na čistu kuhinjsku krpu. Trljajte ručnikom kako biste uklonili opuštenu kožu.

ZAČINJENI LOSOS S UMAKOM OD GLJIVA I JABUKE

OD POČETKA DO KRAJA: Vrijeme pripreme 40 minuta: 4 porcije

TO JE CIJELI FILE LOSOSA S MJEŠAVINOM PIRJANIH GLJIVA, LJUTIKE I KRIŠKI JABUKE S CRVENOM KOROM – I POSLUŽENO NA PODLOZI OD SVIJETLOZELENOG ŠPINATA – TO JE FANTASTIČNO JELO ZA POSLUŽIVANJE POSJETITELJIMA.

1 ½ funte svježih ili smrznutih cijelih fileta lososa, s kožom

1 žličica sjemenki komorača, sitno nasjeckanih*

½ žličice sušene kadulje, zdrobljene

½ žličice mljevenog korijandera

¼ žličice suhe gorušice

¼ žličice crnog papra

2 žlice maslinovog ulja

1½ šalice svježih cremini gljiva, narezanih na četvrtine

1 mladi mladi luk srednje veličine, vrlo tanko narezan

1 mala jabuka za kuhanje, narezana na četvrtine, izrezana jezgra i tanko narezana

¼ šalice suhog bijelog vina

4 šalice svježeg špinata

Male grančice svježe kadulje (po želji)

1. Odmrznite losos ako je zamrznut. Zagrijte pećnicu na 425°F. Veći pleh obložiti papirom za pečenje; stavite ga na stranu. isperite ribu; Obrišite papirnatim ručnikom. Stavite losos s kožom prema dolje na

pripremljeni lim za pečenje. U maloj posudi pomiješajte sjemenke komorača, ½ žličice sušene kadulje, korijander, senf i papar. Ravnomjerno pospite po lososu; protrljajte ga prstima.

2. Izmjerite debljinu ribe. Pecite losos 4 do 6 minuta po debljini od ½ inča ili dok se riba ne raspadne kada se isproba vilicom.

3. U međuvremenu, za umak na tavi, zagrijte maslinovo ulje u velikoj tavi na srednje jakoj vatri. Dodajte gljive i ljutiku; Kuhajte 6-8 minuta, ili dok gljive ne omekšaju i počnu rumeniti, povremeno miješajući. Dodajte jabuke; poklopite i kuhajte uz miješanje još 4 minute. Pažljivo dodajte vino. Kuhajte nepoklopljeno 2-3 minute ili dok kriške jabuke ne omekšaju. Pomoću šupljikave žlice smjesu gljiva stavite u zdjelu srednje veličine. poklopiti da ostane toplo.

4. U istoj tavi kuhajte špinat 1 minutu, ili dok špinat samo ne uvene, neprestano miješajući. Podijelite špinat na četiri tanjura. File lososa prerežite na četiri jednaka dijela, do kože, ali ne kroz kožu. Koristeći veliku lopaticu, odvojite dio lososa od kože. Na svaki tanjur stavite porciju lososa na špinat. Mješavinu gljiva ravnomjerno prelijte preko lososa. Po želji ukrasite svježom kaduljom.

*Savjet: zdrobite sjemenke komorača batom ili mlincem za začine.

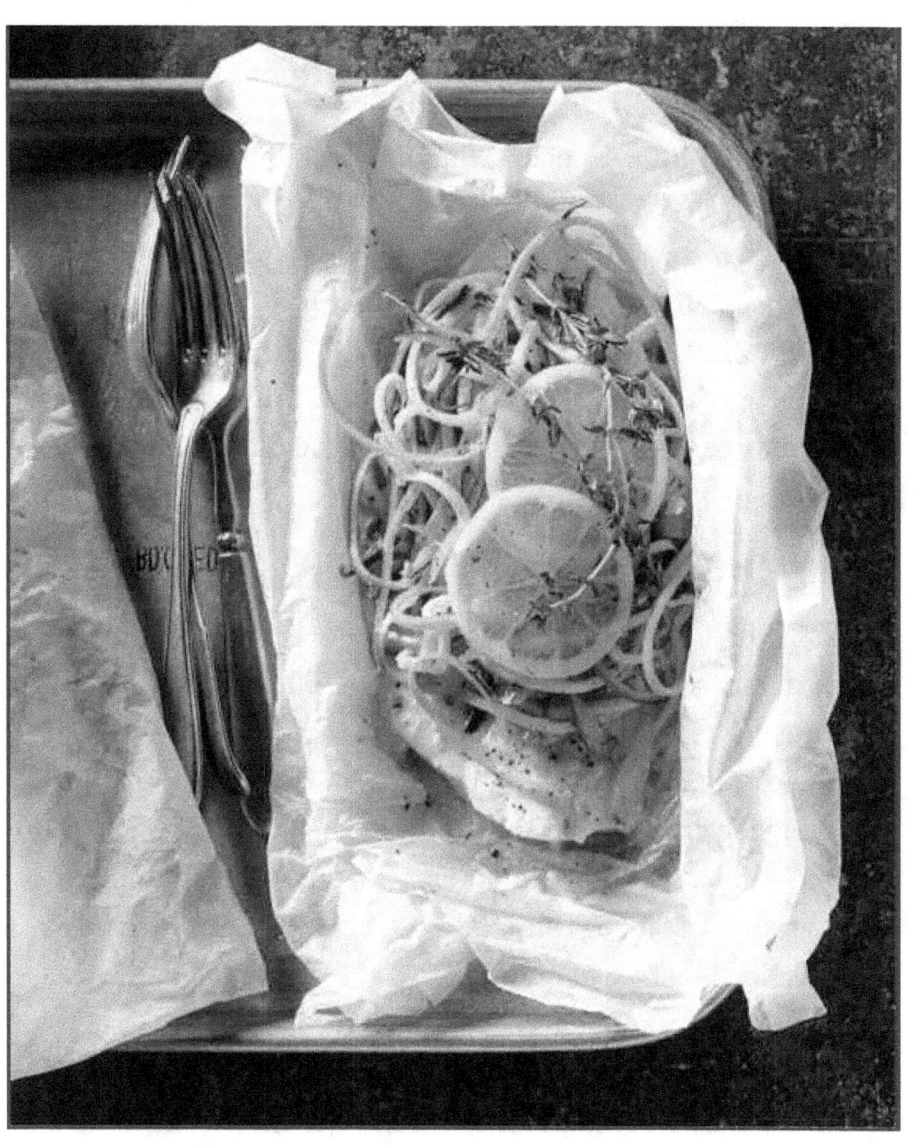

SOLE EN PAPILLOTE SA SKUPLJENIM POVRCEM

PRIPREMA:Pecite 30 minuta: 12 minuta: 4 porcijeFOTOGRAFIJA

SVAKAKO MOZETE JULIENNE POVRCEDOBAR S OSTRIM KUHARSKIM NOZEM, ALI ODUZIMA PUNO VREMENA. GULILICA ZA JULIENNE (VIDI"OPREMA") BRZO DAJE DUGE, TANKE, RAVNOMJERNO OBLIKOVANE TRAKE POVRCA.

- 4 fileta od 6 unci svježeg ili smrznutog lista, iverka ili druge čvrste bijele ribe
- 1 tikvica, julienned
- 1 velika mrkva, julienned
- Pola glavice crvenog luka, narendane
- 2 romske rajčice, očišćene od sjemenki i nasjeckane
- 2 češnja češnjaka sitno nasjeckana
- 1 žlica maslinovog ulja
- ½ žličice crnog papra
- 1 limun izrezati na 8 tankih kriški, odstraniti sjemenke
- 8 grančica svježeg timijana
- 4 žličice maslinovog ulja
- ¼ šalice suhog bijelog vina

1. Odmrznite ribu ako je smrznuta. Zagrijte pećnicu na 375°F. U velikoj zdjeli pomiješajte tikvice, mrkvu, luk, rajčicu i češnjak. Dodajte 1 žlicu maslinovog ulja i ¼ žličice papra; dobro promiješajte. stavite povrće na stranu.

2. Izrežite četiri kvadrata od 14 inča od papira za pečenje. isperite ribu; Obrišite papirnatim ručnikom. Stavite

filet u sredinu svakog kvadrata. Pospite preostalom ¼ žličice papra. Na file stavite povrće, kriške limuna i grančice timijana i ravnomjerno ih rasporedite. Svaki hrp pokapajte sa 1 žličicom maslinovog ulja i 1 žlicom bijelog vina.

3. Radeći jedno po jedno pakiranje, podignite dvije suprotne strane papira za pečenje i nekoliko puta ga preklopite preko ribe. Savijte krajeve pergamenta kako biste ih zatvorili.

4. Pakete redati u veliki pleh. Pecite oko 12 minuta, ili dok se riba ne ljušti kada se isproba vilicom (pažljivo otvorite pakiranje da provjerite je li pečeno).

5. Svaki paket stavite na tanjur za posluživanje. Pažljivo otvarajte pakete.

RIBLJI TACOS S PESTOM OD RUKOLE I KREMOM OD DIMLJENE LIMETE

PRIPREMA:30 minuta roštiljanja: 4-6 minuta po debljini od ½ inča, daje 6 porcija

POTPLAT MOŽETE ZAMIJENITI BAKALAROM- SAMO BEZ TILAPIJE. NAŽALOST, TILAPIJA JE JEDAN OD NAJGORIH IZBORA ZA RIBE. UZGAJAJU SE GOTOVO POSVUDA NA FARMI, A ČESTO I U UŽASNIM UVJETIMA. IAKO JE TILAPIJA GOTOVO POSVUDA, TREBA JE IZBJEGAVATI.

- 4 svježa ili smrznuta fileta lista od 4 do 5 unci, debljine oko ½ inča
- Recept za pesto od 1 rukole (vidi<u>recept</u>)
- ½ šalice kreme od indijskih oraščića (vidi<u>recept</u>)
- 1 žličica dimljenog začina (vidi<u>recept</u>)
- ½ žličice sitno naribane korice limete
- 12 listova salate
- 1 zreli avokado prerezan na pola, bez koštica, oguljen i tanko narezan
- 1 šalica nasjeckanih rajčica
- ¼ šalice svježeg cilantra
- Narežite 1 limetu na ploške

1. Odmrznite ribu ako je smrznuta. isperite ribu; Obrišite papirnatim ručnikom. Ostavite ribu sa strane.

2. Natrljajte malo pesta od rikule s obje strane ribe.

3. Za roštilj na uglijen ili plin, stavite ribu izravno na podmazani roštilj na srednje jaku vatru. Pokrijte i

pecite na roštilju 4-6 minuta, ili dok riba ne omekša kada je isprobate vilicom i okrenete je na pola vremena pečenja.

4. U međuvremenu pomiješajte kremu od indijskih oraščića, začin smoky i koricu limete u maloj posudi za kremu Smoky Lime.

5. Ribu izlomite vilicom na komade. Listove maslaca napunite ribom, kriškama avokada i rajčicama. Pospite korijanderom. Prelijte tacose kremom od dimljene limete. Poslužite s kriškama limete koje ćete staviti preko tacosa.

PODLOGA ZA KORE OD BADEMA

PRIPREMA:15 minuta kuhanja: 3 minute priprema: 2 porcije

SAMO MALO BADEMOVOG BRAŠNASTVARA PREKRASNU KORICU NA OVOJ SUPERBRZO PEČENOJ RIBI, POSLUŽENOJ S KREMASTOM MAJONEZOM I MALO SVJEŽEG LIMUNA.

12 unci svježih ili smrznutih fileta lista
1 žlica začina limunske trave (vidi<u>recept</u>)
¼-½ žličice crnog papra
⅓ šalice bademovog brašna
2-3 žlice maslinovog ulja
¼ šalice paleo majoneze (vidi<u>recept</u>)
1 žličica nasjeckanog svježeg kopra
kriške limuna

1. Odmrznite ribu ako je smrznuta. isperite ribu; Obrišite papirnatim ručnikom. Pomiješajte limunovu koricu i papar u maloj posudi. Obje strane fileta premažite mješavinom začina i lagano pritisnite da se zalijepi. Na veliki tanjur pospite bademovo brašno. Svaki file umočite jednom stranom u bademovo brašno i lagano pritisnite da se zalijepi.

2. U velikoj tavi zagrijte dovoljno ulja da obložite tavu na srednje jakoj vatri. Dodajte ribu, premazanom stranom prema dolje. Neka kuha 2 minute. Pažljivo okrenite ribu. kuhajte još oko 1 minutu ili dok se riba ne raspadne probadajući vilicom.

3. Za umak u maloj posudi pomiješajte paleo majonezu i kopar. Riba se poslužuje s umakom i kriškama limuna.

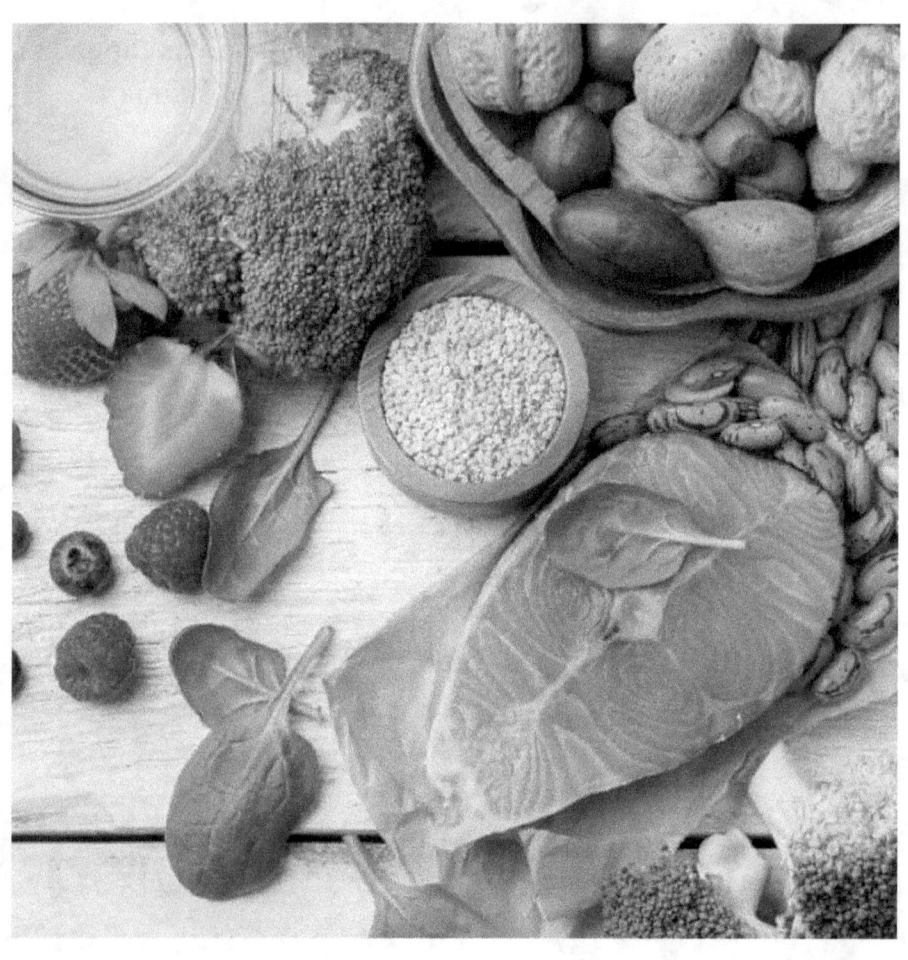

PAKETI BAKALARA I TIKVICA NA ŽARU S PIKANTNIM UMAKOM OD MANGA I BOSILJKA

PRIPREMA:20 minuta roštiljanja: 6 minuta: 4 porcije

1 do 1,5 funti svježeg ili smrznutog bakalara, debljine ½ do 1 inča
4 komada folije dužine 24 inča širine 12 inča
1 srednja tikvica narezana na julienne trake
Začiniti limunom i začinskim biljem (vidi recept)
¼ šalice Chipotle Paleo Mayo (vidi recept)
1-2 žlice pasiranog zrelog manga*
1 žlica svježeg soka limete ili limuna ili rižinog vinskog octa
2 žlice nasjeckanog svježeg bosiljka

1. Odmrznite ribu ako je smrznuta. isperite ribu; Obrišite papirnatim ručnikom. Ribu prerežite na četiri dijela.

2. Presavijte svaki komad folije na pola kako biste napravili duplo deblji kvadrat od 12 inča. U sredinu četvrtaste folije stavite dio ribe. Na vrh stavite četvrtinu tikvica. Pospite začinima limun. Podignite dvije suprotne strane folije i nekoliko puta ih preklopite preko tikvica i ribe. Preko toga preklopite krajeve folije. Ponovite ovaj postupak za stvaranje još tri paketa. Da biste napravili umak, pomiješajte chipotle paleo mayo, mango, sok limete i bosiljak u maloj posudi. stavite ga na stranu.

3. Za roštilj na ugljen ili plin, stavite pakete izravno na nauljenu rešetku roštilja na srednje jaku vatru.

Pokrijte i pecite na roštilju 6-9 minuta ili dok riblje pahuljice kada se isprobaju vilicom i dok tikvice ne postanu hrskave (pažljivo otvorite pakiranje da provjerite je li pečeno). Ne okrećite pakiranja tijekom pečenja na roštilju. Svaki dio premažite umakom.

*Savjet: Za pire od manga, pomiješajte ¼ šalice nasjeckanog manga i 1 žlicu vode u blenderu. Pokrijte i miješajte dok ne postane glatko. Preostali pasirani mango dodajte u smoothie.

BAKALAR POŠIRAN U RIZLINGU S RAJČICAMA PUNJENIM PESTOM

PRIPREMA:30 minuta kuhanja: 10 minuta priprema: 4 porcije

- 1 do 1,5 funta svježih ili smrznutih fileta bakalara, debljine oko 1 inča
- 4 romske rajčice
- 3 žlice pesta od bosiljka (vidi[recept](recept))
- ¼ žličice mljevenog crnog papra
- 1 šalica suhog rizlinga ili sauvignon blanca
- 1 grančica svježe majčine dušice ili ½ žličice osušene majčine dušice, sitno nasjeckane
- 1 list lovora
- ½ šalice vode
- 2 žlice nasjeckane ljutike
- kriške limuna

1. Odmrznite ribu ako je smrznuta. Prerežite rajčice vodoravno na pola. Izrežite sjemenke i malo mesa. (Ako rajčice trebaju ležati ravno, odrežite vrlo tanku krišku s kraja, pazeći da ne probušite rupe na dnu rajčice.) Žlicom dodajte malo pesta u svaku polovicu rajčice. pospite mljevenom paprikom; stavite ga na stranu.

2. Ribu isperite; Obrišite papirnatim ručnikom. Ribu prerežite na četiri dijela. Stavite košaru za kuhanje na pari u veliki lonac s poklopcem koji čvrsto prianja. Dodajte oko ½ inča vode u posudu. vrije; Smanjite vatru na srednju. Stavite rajčice u košaricu, stranom

prema gore. Poklopite i pirjajte 2-3 minute ili dok se ne zagrije.

3. Stavite rajčice na tanjur; poklopiti da ostane toplo. izvadite parnu košaru iz posude; odbaciti vodu. U tavu dodajte vino, majčinu dušicu, lovorov list i ½ šalice vode. vrije; Smanjite temperaturu na srednje nisku. Dodajte ribu i ljutiku. Poklopite i pirjajte 8-10 minuta, odnosno dok se riba ne može isprobati vilicom.

4. Ribu poškropite s malo tekućine za poširanje. Riba se poslužuje s rajčicama punjenim pestom i kriškama limuna.

PRŽENI BAKALAR S PISTACIJAMA I KORIJANDEROM NA MLJEVENOM SLATKOM KRUMPIRU

PRIPREMA: Kuhajte 20 minuta: Pecite 10 minuta: 4-6 minuta po ½ inča debljine Napravite: 4 porcije

- 1 do 1,5 funte svježeg ili smrznutog bakalara
- Maslinovo ulje ili rafinirano kokosovo ulje
- 2 žlice mljevenih pistacija, pekan oraha ili badema
- 1 bjelanjak
- ½ žličice sitno naribane kore limuna
- 1½ kilograma batata, oguljenog i narezanog na kockice
- 2 češnja češnjaka
- 1 žlica kokosovog ulja
- 1 žlica naribanog svježeg đumbira
- ½ žličice mljevenog kima
- ¼ šalice kokosovog mlijeka (isto kao Nature's Way)
- 4 žličice pesta od korijandera ili pesta od bosiljka (vidi Recepti)

1. Odmrznite ribu ako je smrznuta. Prethodno zagrijte brojlere. Rešetka za ulje grill tave. U manjoj posudi pomiješajte mljevene orahe, snijeg od bjelanjaka i koricu limuna. stavite ga na stranu.

2. Za zgnječeni slatki krumpir, kuhajte slatki krumpir i češnjak u srednje velikoj tavi u dovoljno kipuće vode da pokrije, 10-15 minuta ili dok ne omekšaju. kanal; U lonac vratite batat i češnjak. Zgnječite batat gnječilicom za krumpir. Pomiješajte 1 žlicu kokosovog ulja, đumbir i kumin. Pomiješajte s

kokosovim mlijekom dok ne postane svijetlo i pjenasto.

3. Ribu isperite; Obrišite papirnatim ručnikom. Ribu prerežite na četiri dijela i stavite na pripremljenu nezagrijanu rešetku gril tave. Zabodite ispod tankih rubova. Svaki komad premažite pestom od korijandera. Smjesu orašastih plodova prelijte preko pesta i pažljivo rasporedite. Pecite ribu 4 inča od topline 4 do 6 minuta po debljini od pola inča, ili dok ne budete mogli testirati ribu vilicom, pokrivajući je folijom prilikom pečenja ako premaz počne gorjeti. Riba se poslužuje sa slatkim krumpirom.

BAKALAR S RUŽMARINOM I MANDARINOM S PEČENOM BROKULOM

PRIPREMA:Marinirajte 15 minuta: pecite 30 minuta: 12 minuta Priprema: 4 porcije

- 1 do 1,5 funte svježeg ili smrznutog bakalara
- 1 žličica sitno nasjeckane kore mandarine
- ½ šalice svježeg soka od mandarine ili naranče
- 4 žlice maslinovog ulja
- 2 žličice nasjeckanog svježeg ružmarina
- ¼-½ žličice mljevenog crnog papra
- 1 žličica sitno nasjeckane kore mandarine
- 3 šalice cvjetića brokule
- ¼ žličice mljevene crvene paprike
- Mandarine kriške, sjemenke uklonjene

1. Zagrijte pećnicu na 450°F. Odmrznite ribu ako je smrznuta. isperite ribu; Obrišite papirnatim ručnikom. Ribu prerežite na četiri dijela. Izmjerite debljinu ribe. U plitkoj zdjeli pomiješajte koricu mandarine, sok mandarine, 2 žlice maslinovog ulja, ružmarin i crni papar. dodajte ribu. Pokrijte i marinirajte u hladnjaku do 30 minuta.

2. U velikoj zdjeli pomiješajte brokulu s preostale 2 žlice maslinovog ulja i mljevenom crvenom paprikom. Ulijte u vatrostalnu posudu od 2 litre.

3. Plitki lim za pečenje malo namastite maslinovim uljem. Ocijedite ribu i sačuvajte marinadu. Stavite ribu u tepsiju, podvucite je ispod tankog ruba. Stavite ribu i

brokulu u pećnicu. Pecite brokulu 12-15 minuta, ili dok ne postane hrskava, promiješajte jednom na pola kuhanja. Pecite ribu 4 do 6 minuta dok svakih pola inča ne bude debelo, ili dok se riba ne ljušti kada je isprobate vilicom.

4. U maloj šerpici zakuhajte odvojenu marinadu; Neka kuha 2 minute. Pečenu ribu prelijte marinadom. Riba se poslužuje s brokulom i kriškama mandarine.

CURRY SALATA OD BAKALARA S UKISELJENIM ROTKVICAMA

PRIPREMA:Ostavite 20 minuta: kuhajte 20 minuta: 6 minuta za pripremu: 4 porcijeFOTOGRAFIJA

1 funta svježih ili smrznutih fileta bakalara
6 rotkvica, grubo nasjeckanih
6-7 žlica jabučnog octa
½ žličice mljevene crvene paprike
2 žlice nerafiniranog kokosovog ulja
¼ šalice maslaca od badema
1 režanj češnjaka, sitno nasjeckan
2 žličice sitno naribanog đumbira
2 žlice maslinovog ulja
1½-2 žličice curry praha bez dodane soli
4-8 listova salate ili listova salate
1 crvena paprika narezana na julienne trake
2 žlice nasjeckanog svježeg korijandera

1. Odmrznite ribu ako je smrznuta. U srednjoj zdjeli pomiješajte rotkvice, 4 žlice octa i ¼ žličice mljevene crvene paprike. Pustite da odstoji 20 minuta uz povremeno miješanje.

2. Za umak od bademovog maslaca otopite kokosovo ulje u maloj tavi na laganoj vatri. Miksajte maslac od badema dok ne postane glatko. Umiješajte češnjak, đumbir i preostalu ¼ žličice mljevene crvene paprike. Maknite s vatre. Dodajte preostale 2-3 žlice jabučnog

octa i miješajte dok ne postane glatko; stavite ga na stranu. (Umak će se malo zgusnuti ako se doda ocat.)

3. Ribu isperite; Obrišite papirnatim ručnikom. Zagrijte maslinovo ulje i curry prah u velikoj tavi na srednje jakoj vatri. Dodajte ribu; Kuhajte 3-6 minuta ili dok se riba ne ljušti kada se isproba vilicom i ne okrene na pola kuhanja. Ribu grubo natrgajte s dvije vilice.

4. Rotkvicu ocijediti; Odbacite marinadu. Dodajte malo ribe, trakice paprike, mješavinu rotkvica i preljev od bademovog maslaca na svaki list zelene salate. Pospite korijanderom. List omotati oko nadjeva. Po potrebi paketiće učvrstite drvenom čačkalicom.

PEČENA BAKA S LIMUNOM I KOMORAČEM

PRIPREMA:25 minuta pečenja: 50 minuta priprema: 4 porcije

DOSTUPNI SU I BAKALAR, POLLOCK I BAKALARBLAGOG OKUSA, TVRDOG BIJELOG MESA. ZAMJENJIVI SU U VEĆINI RECEPATA, UKLJUČUJUĆI OVU JEDNOSTAVNU PEČENU RIBU I POVRĆE SA ZAČINSKIM BILJEM I VINOM.

- 4 fileta od 6 unci svježe ili smrznute vahnje, bakalara ili bakalara, debljine oko ½ inča
- 1 veliki luk komorača, očišćen od sjemenki i narezan na ploške, listove ostavite i nasjeckajte
- 4 srednje mrkve, okomito prepolovljene i izrezane na komade duge 2-3 inča
- 1 glavicu crvenog luka prerezati na pola i narezati
- 2 češnja češnjaka sitno nasjeckana
- 1 limun narezan na tanke ploške
- 3 žlice maslinovog ulja
- ½ žličice crnog papra
- ¾ šalice suhog bijelog vina
- 2 žlice sitno nasjeckanog svježeg peršina
- 2 žlice prženih svježih listova komorača
- 2 žličice sitno nasjeckane limunove kore

1. Odmrznite ribu ako je smrznuta. Zagrijte pećnicu na 400°F. U pravokutnoj vatrostalnoj posudi od 3 litre pomiješajte komorač, mrkvu, luk, češnjak i kriške limuna. Prelijte s 2 žlice maslinova ulja i pospite s ¼ žličice papra. baciti kaput. Ulijte vino u posudu. Zdjelu pokriti folijom.

2. Pecite 20 minuta. Otkriti; Umiješajte mješavinu povrća. Pecite još 15-20 minuta, ili dok povrće ne postane hrskavo i mekano. Umiješajte mješavinu povrća. Pospite ribu preostalom ¼ žličice papra. Stavite ribu na vrh mješavine povrća. Prelijte preostalom 1 žlicom maslinovog ulja. Pecite cca. Pecite 8-10 minuta ili dok ribu ne možete isprobati vilicom.

3. Pomiješajte peršin, lišće komorača i koricu limuna u maloj posudi. Prilikom posluživanja smjesu ribe i povrća podijelite na tanjure za posluživanje. Žlicom u tavi sok ribe i povrća. Pospite mješavinom peršina.

CAJUN PECAN SNAPPER S TARTAR UMAKOM, BAMIJOM I RAJČICOM

PRIPREMA: 1 sat kuhanje: 10 minuta pečenje: 8 minuta
Priprema: 4 porcije

POSLOVNO VRIJEDNA HRANA ZA RIBEPOTREBNO JE MALO PRIPREME, ALI BOGATI OKUSI ČINE TO VRIJEDNIM TRUDA. TARTAR UMAK – UMAK OD MAJONEZE PROŽET SENFOM, LIMUNOM I CAJUN ZAČINIMA, OBOGAĆEN NASJECKANOM CRVENOM PAPRIKOM, MLADIM LUKOM I PERŠINOM – MOŽETE PRIPREMITI DAN UNAPRIJED I OHLADITI.

4 žlice maslinovog ulja
½ šalice sitno nasjeckanih pekan oraha
2 žlice nasjeckanog svježeg peršina
1 žlica nasjeckanog svježeg timijana
2 Red Snapper fileta od 8 unci, debljine ½ inča
4 žličice Cajun mješavine začina (vidi recept)
½ šalice luka narezanog na kockice
½ šalice zelene paprike narezane na kockice
½ šalice celera narezanog na kockice
1 žlica mljevenog češnjaka
1 funta svježe bamije, izrezane na ploške debljine 1 inča (ili svježe šparoge, narezane na komade od 1 inča)
8 unci grožđa ili cherry rajčica, prepolovljenih
2 žličice nasjeckanog svježeg timijana
Crni papar
Rémoulade (pogledajte recept desno)

1. Zagrijte 1 žlicu maslinovog ulja u srednjoj tavi na srednje jakoj vatri. Dodajte pekan orahe i tost, često miješajući, oko 5 minuta, ili dok ne porumene i ne zamirišu. Stavite pekan orahe u malu zdjelu i ostavite da se ohlade. Dodajte peršin i majčinu dušicu i ostavite sa strane.

2. Zagrijte pećnicu na 400°F. Pleh obložiti papirom za pečenje ili folijom. Filete snappera stavite kožom prema dolje na lim za pečenje i pospite svaki s 1 žličicom Cajun začina. Kistom za tijesto nanesite 2 žlice maslinovog ulja na filete. Ravnomjerno raspodijelite smjesu pekan oraha između fileta, nježno pritiskajući orahe orahe na površinu ribe kako bi lakše prianjali. Po mogućnosti gole dijelove ribljeg filea prekrijte orasima. Pecite ribu 8-10 minuta ili dok se vrhom noža ne ljušti.

3. Zagrijte preostalu 1 žlicu maslinovog ulja u velikoj tavi na srednje jakoj vatri. Dodajte luk, papriku, celer i češnjak. Kuhajte i miješajte 5 minuta ili dok povrće ne postane hrskavo i mekano. Dodajte narezanu bamiju (ili šparoge, ako koristite) i rajčice; Kuhajte 5-7 minuta ili dok bamija ne postane hrskava i mekana, a rajčice se počnu cijepati. Maknite s vatre, začinite timijanom i crnim paprom. Povrće se poslužuje uz snapper i rémoulade.

Remulada: U sjeckalici sitno ispasirajte ½ šalice nasjeckane crvene paprike, ¼ šalice nasjeckanog mladog luka i 2 žlice nasjeckanog svježeg peršina. Dodajte ¼ šalice paleo majoneze (vidi recept), ¼ šalice Dijon senfa (vidi<u>recept</u>), 1½ žličice soka od limuna i ¼ žličice Cajun mješavine začina (vidi<u>recept</u>). Puls up kombinirano. Stavite u zdjelu i ohladite do posluživanja. (Remulada se može pripremiti 1 dan unaprijed i čuvati u hladnjaku.)

PLJESKAVICE OD ESTRAGON TUNE S AÏOLIJEM OD AVOKADA I LIMUNA

PRIPREMA:25 minuta kuhanja: 6 minuta priprema: 4 porcijeFOTOGRAFIJA

TUNA JE UZ LOSOSA JEDNA OD NJIHOD RIJETKIH VRSTA RIBE KOJE SE MOGU FINO REZATI I OBLIKOVATI U PLJESKAVICE. PAZITE DA NE PRERADITE TUNU U MULTIPRAKTIKU.

- 1 kg svježih ili smrznutih fileta tune bez kože
- 1 bjelanjak, lagano tučen
- ¾ šalice mljevenog brašna od zlatnog lana
- 1 žlica svježe nasjeckanog estragona ili kopra
- 2 žlice nasjeckanog svježeg vlasca
- 1 žličica sitno nasjeckane limunove kore
- 2 žlice lanenog ulja, ulja avokada ili maslinovog ulja
- 1 srednji avokado, bez koštice
- 3 žlice paleo majoneze (vidirecept)
- 1 žličica sitno nasjeckane limunove kore
- 2 žličice svježeg soka od limuna
- 1 režanj češnjaka, sitno nasjeckan
- 4 unce mladog špinata (oko 4 šalice čvrsto pakirane)
- ⅓ šalice vinaigreta od pečenog češnjaka (vidirecept)
- 1 Granny Smith jabuka, očišćena od jezgre i izrezana na štapiće šibica
- ¼ šalice nasjeckanih prženih oraha (vidisavjet)

1. Odmrznite ribu ako je smrznuta. isperite ribu; Obrišite papirnatim ručnikom. Ribu narežite na komade od 1,5 inča. Stavite ribu u multipraktik. Obradite s uključenim/isključenim pulsevima dok se ne usitne. (Pazite da ne pretjerate jer će se pita stvrdnuti.) Ostavite ribu sa strane.

2. U srednjoj zdjeli umutite bjelanjke, ¼ šalice brašna od lanenih sjemenki, estragon, vlasac i koricu limuna. Dodajte ribu; Pažljivo promiješajte. Oblikujte riblju smjesu u četiri pljeskavice debljine ½ inča.

3. Stavite preostalih ½ šalice brašna od lanenog sjemena u plitku zdjelu. Umočite pljeskavice u smjesu lanenih sjemenki, zatim ih okrenite da se ravnomjerno oblože.

4. Zagrijte ulje u posebno velikoj tavi na srednje jakoj vatri. Pržite pljeskavice od tune u vrućem ulju 6 do 8 minuta ili dok termometar s trenutnim očitanjem umetnut vodoravno u pljeskavice ne zabilježi 160°F, okrećući jednom na pola pečenja.

5. U međuvremenu zgnječite avokado vilicom u srednjoj zdjeli za aïoli. Dodajte paleo majonezu, limunovu koricu, limunov sok i češnjak. Dobro i gotovo glatko izgnječite.

6. Stavite špinat u zdjelu srednje veličine. Pomiješajte špinat s vinaigretteom od pečenog češnjaka; baciti kaput. Za svaku porciju na tanjur za posluživanje stavite pljeskavicu od tune i četvrtinu špinata. Vrh

tunjevine s aïolijem. Špinat preliven jabukama i orasima. Poslužite odmah.

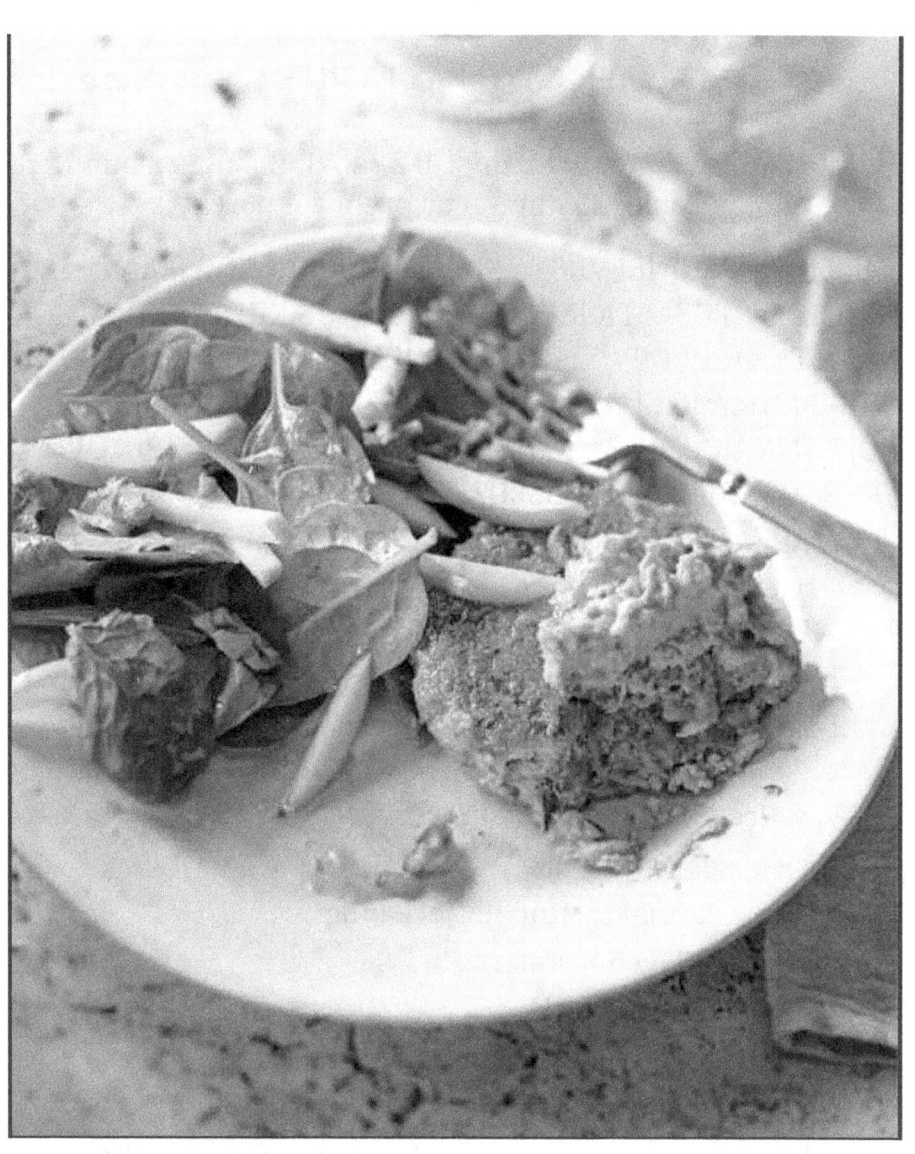

PRUGASTI BAS TAGINE

PRIPREMA: 50 minuta hladno: 1-2 sata kuhanje: 22 minute pečenje: 25 minuta priprema: 4 porcije

IME MU JE TAGINEI VRSTA SJEVERNOAFRIČKOG JELA (GULAŠ) I STOŽASTA POSUDA U KOJOJ SE KUHA. AKO GA NEMATE, DOBRO POSLUŽI POKLOPLJENA POSUDA. CHERMOULA JE GUSTA SJEVERNOAFRIČKA BILJNA PASTA KOJA SE NAJČEŠĆE KORISTI KAO MARINADA ZA RIBU. OVO ŠARENO RIBLJE JELO POSLUŽITE UZ PIRE OD BATATA ILI CVJETAČE.

- 4 svježa ili smrznuta prugasta fileta brancina ili iverka od 6 unci, s kožom
- 1 vezica korijandera, nasjeckanog
- 1 žličica sitno naribane limunove kore (ostavite sa strane)
- ¼ šalice svježeg soka od limuna
- 4 žlice maslinovog ulja
- 5 češnja češnjaka, sitno nasjeckanog
- 4 žličice mljevenog kima
- 2 žličice slatke paprike
- 1 žličica mljevenog korijandera
- ¼ žličice mljevenog anisa
- 1 veliki luk, oguljen, prepolovljen i narezan na tanke ploške
- 1 limenka od 15 unci bez soli, pečene rajčice narezane na kockice, bez soli
- ½ šalice juhe od pileće kosti (vidi_recept_) ili pileća juha bez dodatka soli

- 1 velika žuta paprika, očišćena od sjemenki i izrezana na trake od ½ inča
- 1 velika narančasta paprika, očišćena od sjemenki i izrezana na trake od ½ inča

1. Odmrznite ribu ako je smrznuta. isperite ribu; Obrišite papirnatim ručnikom. Stavite riblje filete u nemetalnu, ravnu vatrostalnu posudu. Ostavite ribu sa strane.

2. Za chermoulu, pomiješajte korijander, limunov sok, 2 žlice maslinovog ulja, 4 nasjeckana režnja češnjaka, kumin, papriku, korijander i anis u blenderu ili malom procesoru hrane. Pokrijte i miješajte dok ne postane glatko.

3. Žlicom rasporedite polovicu kermule po ribi i okrenite ribu tako da prekrije obje strane. Pokrijte i ostavite u hladnjaku 1-2 sata. Pokrijte preostalim chermoula; Ostavite na sobnoj temperaturi dok ne zatreba.

4. Zagrijte pećnicu na 325°F. Zagrijte preostale 2 žlice ulja u velikoj tavi na srednje jakoj vatri. dodajte luk; kuhajte i miješajte 4-5 minuta ili dok ne omekša. Umiješajte preostali 1 češanj sitno nasjeckanog češnjaka. zakuhajte i miješajte 1 minutu. Dodajte sačuvanu chermoulu, rajčice, pileću juhu, trakice crvene paprike i koricu limuna. vrije; Smanjite vatru. Pirjajte nepoklopljeno 15 minuta. Ako je potrebno, prebacite smjesu u tagine; Na vrh stavite ribu i preostali chermoula iz zdjele. Početna stranica; Pecite 25 minuta. Poslužite odmah.

HALIBUT U UMAKU OD ČEŠNJAKA I RAČIĆA SA ZELENIM SOFRITOM

PRIPREMA:30 minuta kuhanja: 19 minuta priprema: 4 porcije

POSTOJE RAZLIČITI IZVORI I SORTE IVERKA.I MOGU BITI VRLO RAZLIČITE KVALITETE - I LOVITI U VRLO RAZLIČITIM UVJETIMA. ODRŽIVOST RIBE, OKOLIŠ U KOJEM ŽIVI I UVJETI UZGOJA/RIBOLOVA FAKTORI SU KOJI ODREĐUJU KOJA JE RIBA DOBRA OPCIJA ZA ISHRANU. POSJETITE WEB STRANICU AKVARIJA MONTEREY BAY (WWW.SEAFOODWATCH.ORG).

- 4 svježa ili smrznuta fileta iverka od 6 unci, debljine oko 1 inča
- Crni papar
- 6 žlica ekstra djevičanskog maslinovog ulja
- ½ šalice sitno nasjeckanog luka
- ¼ šalice crvene paprike narezane na kockice
- 2 češnja češnjaka sitno nasjeckana
- ¾ žličice dimljene paprike
- ½ žličice svježe nasjeckanog origana
- 4 šalice zelenog povrća, sa stabljikama, narezanog na trake debljine ¼ inča (oko 12 unci)
- ⅓ šalice vode
- 8 unci srednjih škampa, oguljenih, bez žilica i grubo nasjeckanih
- 4 češnja češnjaka, tanko narezana
- ¼-½ žličice mljevene crvene paprike

⅓ šalice suhog šerija
2 žlice soka od limuna
¼ šalice nasjeckanog svježeg peršina

1. Odmrznite ribu ako je smrznuta. isperite ribu; Obrišite papirnatim ručnikom. Ribu pospite paprom. U velikoj tavi zagrijte 2 žlice maslinovog ulja na srednje jakoj vatri. Dodajte fil; Kuhajte 10 minuta ili dok ne porumene i ne postanu ljuspice kada se isproba vilicom. Okrenite jednom na pola kuhanja. Stavite ribu na tanjur obložen folijom i šator da ostane topla.

2. U međuvremenu, u drugoj velikoj tavi, zagrijte 1 žlicu maslinovog ulja na srednje jakoj vatri. Dodajte luk, papriku, 2 mljevena češnja češnjaka, papriku i origano; kuhajte i miješajte 3-5 minuta ili dok ne omekša. Umiješajte začinsko bilje i vodu. Poklopite i kuhajte 3-4 minute ili dok tekućina ne ispari i zelje ne omekša, povremeno miješajući. Pokrijte i držite na toplom do posluživanja.

3. Za umak od kozica dodajte preostale 3 žlice maslinovog ulja u tavu u kojoj se pekla riba. Dodajte škampe, 4 češnja češnjaka i mljevenu crvenu papriku. Kuhajte i miješajte 2-3 minute ili dok češnjak ne počne dobivati zlatnu boju. Dodajte škampe; Kuhajte dok škampi ne postanu čvrsti i ružičasti, 2 do 3 minute. Umiješajte sherry i limunov sok. Kuhajte 1-2 minute ili dok malo ne omekša. Umiješajte peršin.

4. Filet iverka namažite umakom od kozica. Poslužite uz povrće.

BOUILLABAISSE OD PLODOVA MORA

OD POČETKA DO KRAJA: 1¾ SATA PRIPREMA: 4 PORCIJE

KAO TALIJANSKI CIOPPINO, TAKAV JE I OVAJ FRANCUSKI GULAŠ OD PLODOVA MORA ČINI SE DA SU RIBA I ŠKOLJKE UZORAK DNEVNOG ULOVA, UBAČENI U LONAC S ČEŠNJAKOM, LUKOM, RAJČICOM I VINOM. MEĐUTIM, KARAKTERISTIČNA AROMA BOUILLABAISSEA JE KOMBINACIJA OKUSA ŠAFRANA, KOMORAČA I KORE NARANČE.

- 1 funta svježih ili smrznutih fileta iverka bez kože izrezanih na komade od 1 inča
- 4 žlice maslinovog ulja
- 2 šalice nasjeckanog luka
- 4 češnja češnjaka, zgnječena
- 1 glavica komorača očišćena od sjemenki i nasjeckana
- 6 romskih rajčica, nasjeckanih
- ¾ šalice juhe od pileće kosti (vidi recept) ili pileća juha bez dodatka soli
- ¼ šalice suhog bijelog vina
- 1 šalica sitno nasjeckanog luka
- 1 glavica komorača očišćena od sjemenki i nasjeckana
- 6 češnja češnjaka, sitno nasjeckanog
- 1 naranča
- 3 romske rajčice, nasjeckane
- 4 niti šafrana
- 1 žlica svježeg origana
- 1 kg jakobovih kapica, očišćenih i ispranih

1 lb školjki, brada uklonjena, izribana i isprana (vidi<u>savjet</u>)

Narezani svježi origano (po želji)

1. Odmrznite iverak ako je zamrznut. isperite ribu; Obrišite papirnatim ručnikom. Ostavite ribu sa strane.

2. U pećnici od 6-8 litara zagrijte 2 žlice maslinovog ulja na srednje jakoj vatri. U tavu dodajte 2 šalice nasjeckanog luka, 1 nasjeckani komorač i 4 režnja češnjaka. Kuhajte 7-9 minuta ili dok luk ne omekša, povremeno miješajući. Dodajte 6 nasjeckanih rajčica i 1 nasjeckani komorač; Kuhajte još 4 minute. Dodajte juhu od pileće kosti i bijelo vino u lonac; pirjati 5 minuta; neka se malo ohladi. Stavite mješavinu povrća u blender ili procesor hrane. Pokrijte i miješajte ili obradite dok ne postane glatko; stavite ga na stranu.

3. U istoj pećnici zagrijte preostalu 1 žlicu maslinovog ulja na srednje jakoj vatri. Dodajte 1 šalicu nasjeckanog luka, 1 sitno nasjeckani komorač i 6 češnjeva nasjeckanog češnjaka. Kuhajte na srednje jakoj vatri 5-7 minuta ili dok gotovo ne omekša, često miješajući.

4. Uklonite koru naranče u širokim trakicama gulilicom za povrće. stavite ga na stranu. Pasiranu mješavinu povrća, 3 nasjeckane rajčice, šafran, origano i trakice narančine kore stavite u holandsku pećnicu. vrije; Smanjite vatru kako biste zadržali ključanje. Dodajte školjke, dagnje i ribu; Lagano promiješajte da se riba prekrije umakom. Prilagodite toplinu prema potrebi

kako biste održali kuhanje na pari. Poklopite i lagano pirjajte 3-5 minuta dok se školjke i dagnje ne otvore, a riblje pahuljice kada se probaju vilicom. Žlicom stavljajte u ravne zdjelice za posluživanje. Po želji pospite dodatnim origanom.

KLASIČNI CEVICHE OD ŠKAMPA

PRIPREMA: 20 minuta kuhanje: 2 minute hladno: 1 sat stajanja: 30 minuta Priprema: 3-4 porcije

OVO LATINOAMERIČKO JELO JE PREDIVNOOKUS I TEKSTURA. HRSKAVI KRASTAVAC I CELER, KREMASTI AVOKADO, LJUTI I LJUTI JALAPEÑOS I NJEŽNA, SLATKA MJEŠAVINA ŠKAMPI SA SOKOM LIMETE I MASLINOVIM ULJEM. U TRADICIONALNOM CEVICHEU, KISELOST U SOKU LIMETE "KUHA" ŠKAMPE—ALI BRZO URANJANJE U KIPUĆU VODU NIŠTA NE PREPUŠTA SLUČAJU, ČISTO DA BUDEMO SIGURNI—I NE UTJEČE NA OKUS ILI TEKSTURU ŠKAMPA.

- 1 funta svježih ili smrznutih srednjih škampa, oguljenih i bez žila, s odstranjenim repovima
- Polovica krastavca oguljena, očišćena od jezgre i nasjeckana
- 1 šalica nasjeckanog celera
- Pola manjeg crvenog luka sitno nasjeckanog
- 1-2 jalapeñosa, očišćena od sjemenki i nasjeckana (vidi_savjet_)
- ½ šalice svježeg soka od limete
- 2 romske rajčice narezane na kockice
- 1 avokado prerezan na pola, bez koštica, oguljen i narezan na kockice
- ¼ šalice svježeg cilantra
- 3 žlice maslinovog ulja
- ½ žličice crnog papra

1. Odmrznite škampe ako su smrznuti. Ogulite i izrežite škampe; ukloniti repove. isperite škampi; Obrišite papirnatim ručnikom.

2. Veći pleh do pola napunite vodom. Zakuha. Stavite škampe u kipuću vodu. Kuhajte nepoklopljeno 1-2 minute ili dok škampi ne postanu neprozirni. kanal. Ostavite škampe pod hladnom vodom i ponovno ih ocijedite. Narežite škampe na kockice.

3. U posebno velikoj zdjeli koja ne reaguje, pomiješajte škampe, krastavac, celer, luk, jalapeño i sok od limete. Pokrijte i stavite u hladnjak jednom ili dva puta na 1 sat.

4. Umiješajte rajčice, avokado, cilantro, maslinovo ulje i crni papar. Pokrijte i ostavite da stoji na sobnoj temperaturi 30 minuta. Pažljivo promiješajte prije posluživanja.

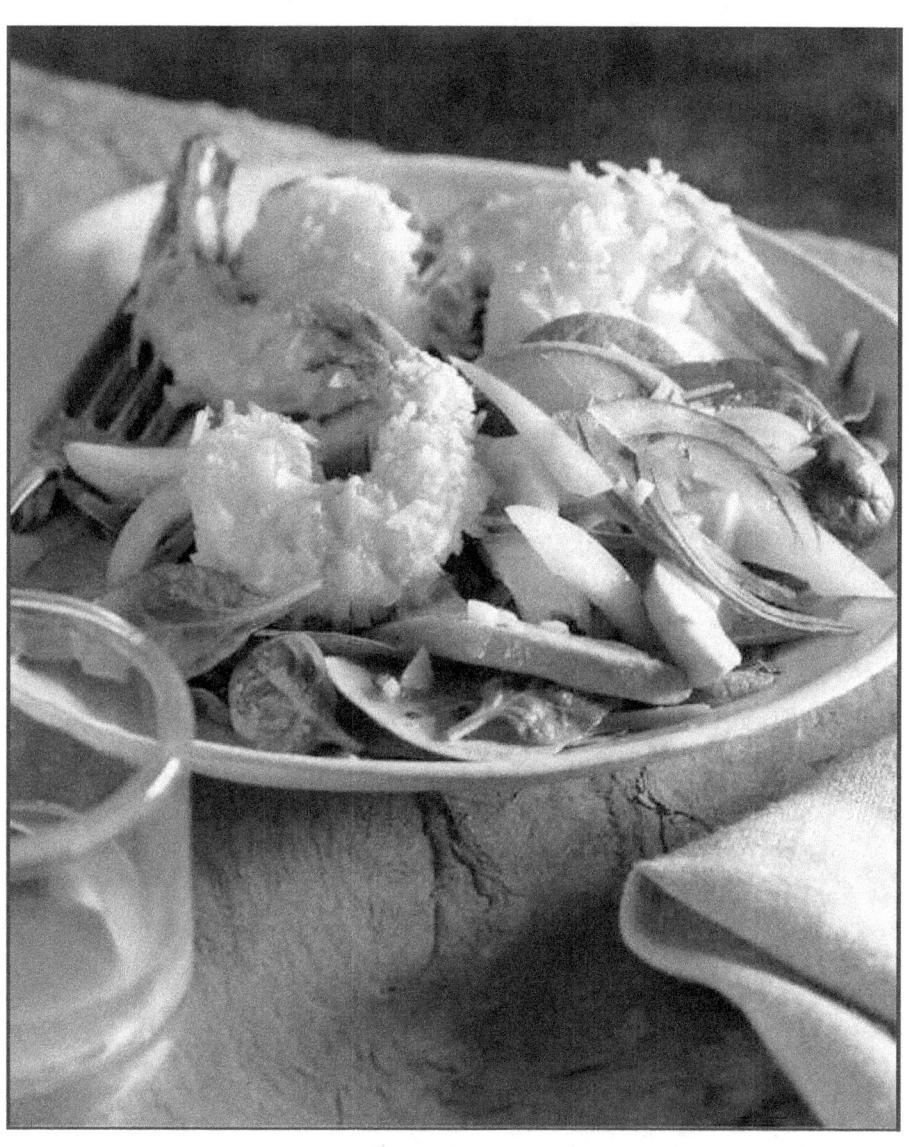

SALATA OD ŠPINATA OD KOKOSA I ŠKAMPA

PRIPREMA:Pecite 25 minuta: 4 porcije od 8 minutaFOTOGRAFIJA

KOMERCIJALNO PROIZVEDENE SPREJEVE ZA MASLINOVO ULJEMOŽE SADRŽAVATI ŽITNI ALKOHOL, LECITIN I SREDSTVA ZA DIZANJE—NIJE DOBRA MJEŠAVINA AKO POKUŠAVATE JESTI ČISTU, PRAVU HRANU I IZBJEGAVATE ŽITARICE, NEZDRAVE MASTI, MAHUNARKE I MLIJEČNE PROIZVODE. ČISTAČ ULJA KORISTI SAMO ZRAK ZA ISPUŠTANJE FINOG MLAZA ULJA – IDEALNO ZA LAGANO PREMAZIVANJE KOZICA S LJUSKOM KOKOSA PRIJE PRŽENJA.

- 1½ funte svježih ili smrznutih ekstra velikih račića u ljušturama
- Misto sprej boca napunjena ekstra djevičanskim maslinovim uljem
- 2 jaja
- ¾ šalice nezaslađenog nasjeckanog kokosa ili nasjeckanog kokosa
- ¾ šalice bademovog brašna
- ½ šalice ulja avokada ili maslinovog ulja
- 3 žlice svježeg soka od limuna
- 2 žlice svježeg soka od limete
- 2 manja češnja češnjaka, sitno nasjeckana
- ⅛-¼ žličice mljevene crvene paprike
- 8 šalica svježeg mladog špinata
- 1 srednji avokado prerezan na pola, bez koštica, oguljen i tanko narezan

1 manja narančasta ili žuta paprika narezana na tanke trakice veličine zalogaja

½ šalice crvenog luka

1. Odmrznite škampe ako su smrznuti. Ogulite škampe i izvadite im koštice, a repove ostavite netaknute. isperite škampi; Obrišite papirnatim ručnikom. Zagrijte pećnicu na 450°F. Veći pleh obložiti aluminijskom folijom; Foliju lagano premažite uljem iz Misto boce; stavite ga na stranu.

2. U plitkoj zdjeli vilicom umutiti jaja. U drugoj ravnoj zdjeli pomiješajte kokosovo i bademovo brašno. Umočite škampe u jaje i okrenite premažite. Umočite u smjesu kokosa i pritisnite da se premaže (ostavite rep nepremazan). Stavite škampe u jednom sloju na pripremljeni lim za pečenje. Gornji dio kozica premažite uljem iz Misto staklenke.

3. Pecite 8-10 minuta ili dok škampi ne postanu neprozirni, a premaz lagano porumeni.

4. Za preljev pomiješajte ulje avokada, sok od limuna, sok od limete, češnjak i zgnječenu crvenu papriku u maloj posudi. Poklopiti i dobro protresti.

5. Za salate špinat podijelite u četiri zdjelice. Na vrh stavite avokado, papriku, crveni luk i škampe. Prelijte dresingom i odmah poslužite.

CEVICHE OD TROPSKIH ŠKAMPA I JAKOBOVE KAPICE

PRIPREMA:Kiseljenje 20 minuta: 30-60 minuta iskorištenje: 4-6 porcija

HLADAN I LAGAN CEVICHE ODLIČNO JE JELOZA VRUĆU LJETNU NOĆ. S DINJOM, MANGOM, SERRANO ČILIJEM, KOMORAČEM I PRELJEVOM ZA SALATU OD MANGA I LIMETE (VIDI<u>RECEPT</u>), OVO JE SLATKA I VRUĆA VERZIJA ORIGINALA.

- 1 funta svježih ili smrznutih školjki
- 1 funta svježih ili smrznutih velikih škampa
- 2 šalice dinje narezane na kockice
- 2 srednja manga, bez koštica, oguljena i nasjeckana (oko 2 šalice)
- 1 glavicu komorača narežite na četvrtine, izvadite jezgru i narežite na tanke ploške
- 1 srednja crvena paprika, nasjeckana (oko ¾ šalice)
- 1-2 serrano čilija, bez sjemenki i tanko narezana po želji (vidi<u>savjet</u>)
- ½ šalice lagano upakiranog svježeg cilantra, nasjeckanog
- 1 recept za preljev za salatu od mango limete (vidi<u>recept</u>)

1. Otopite jakobove kapice i škampe ako su zamrznuti. Jakobove kapice vodoravno prepolovite. Kozice ogulite, ocijedite i vodoravno prepolovite. Isperite školjke i škampe; Obrišite papirnatim ručnikom. Napunite veliku posudu do tri četvrtine vodom. Zakuha. Dodajte škampe i školjke; Kuhajte 3-4 minute ili dok škampi i jakobove kapice ne postanu

neprozirni; ocijedite i isperite hladnom vodom da se brzo ohladi. Dobro ocijedite i ostavite sa strane.

2. U posebno velikoj zdjeli pomiješajte dinju, mango, komorač, papriku, serrano čili i cilantro. Dodajte preljev za salatu od manga i limete; Lagano promiješajte da se prekrije. Pažljivo umiješajte kuhane škampe i jakobove kapice. Marinirajte u hladnjaku 30-60 minuta prije posluživanja.

JAMAJKANSKI ŠKAMPI S ULJEM AVOKADA

OD POČETKA DO KRAJA: Vrijeme pripreme 20 minuta: 4 porcije

UKUPNO 20 MINUTA DO STOLAOVO JE JELO JOŠ JEDAN UVJERLJIV RAZLOG DA JEDETE ZDRAVO ČAK I U NAJPROMETNIJIM NOĆIMA KOD KUĆE.

1 funta svježih ili smrznutih srednjih škampa
1 šalica nasjeckanog oguljenog manga (1 srednji)
⅓ šalice tanko narezanog crvenog luka, narezanog na ploške
¼ šalice svježeg cilantra
1 žlica svježeg soka od limete
2-3 žlice jamajčanske mješavine začina (vidi<u>recept</u>)
1 žlica ekstra djevičanskog maslinovog ulja
2 žlice ulja avokada

1. Odmrznite škampe ako su smrznuti. U srednjoj posudi pomiješajte mango, luk, cilantro i sok limete.

2. Ogulite škampe i očistite ih. isperite škampi; Obrišite papirnatim ručnikom. Stavite škampe u zdjelu srednje veličine. Pospite jamajčanskim jerk začinima. baciti da premaže sve strane škampi.

3. Zagrijte maslinovo ulje u velikoj tavi koja se ne lijepi na srednje jakoj vatri. dodati škampi; kuhajte i miješajte oko 4 minute ili dok ne postane prozirno. Pokapajte

škampe uljem avokada i poslužite s mješavinom manga.

ŠKAMPI S UVENULIM ŠPINATOM I RADIČEM

PRIPREMA:15 minuta kuhanja: 8 minuta priprema: 3 porcije

"SCAMPI" SE ODNOSI NA KLASIČNO RESTORANSKO JELOVELIKE KOZICE PIRJANE ILI PRŽENE NA MASLACU, S PUNO ČEŠNJAKA I LIMUNA. OVA UKUSNA VERZIJA S MASLINOVIM ULJEM ODOBRENA JE ZA PALEO - I NUTRITIVNO JE POBOLJŠANA BRZIM PRŽENJEM RADIČA I ŠPINATA.

1 funta svježih ili smrznutih velikih škampa
4 žlice ekstra djevičanskog maslinovog ulja
6 češnja češnjaka, sitno nasjeckanog
½ žličice crnog papra
¼ šalice suhog bijelog vina
½ šalice nasjeckanog svježeg peršina
½ glavice radiča, očišćene od sjemenki i tanko narezane
½ žličice mljevene crvene paprike
9 šalica mladog špinata
kriške limuna

1. Odmrznite škampe ako su smrznuti. Ogulite škampe i izvadite im koštice, a repove ostavite netaknute. U velikoj tavi zagrijte 2 žlice maslinovog ulja na srednje jakoj vatri. Dodajte škampe, 4 češnja mljevenog češnjaka i crni papar. Kuhajte i miješajte oko 3 minute ili dok škampi ne postanu neprozirni. Stavite smjesu od kozica u zdjelu.

2. U tavu dodajte bijelo vino. Promiješajte i kuhajte da se smeđi češnjak otopi s dna posude. Škampe prelijte

vinom; baciti zajedno. Umiješajte peršin. Pokrijte labavo folijom da ostane toplo; stavite ga na stranu.

3. U tavu stavite preostale 2 žlice maslinovog ulja, preostala 2 češnja nasjeckanog češnjaka, radič i mljevenu crvenu papriku. Kuhajte i miješajte na srednje jakoj vatri 3 minute ili dok radič ne počne venuti. Pažljivo umiješajte špinat. kuhajte i miješajte još 1-2 minute ili dok špinat ne uvene.

4. Za posluživanje smjesu špinata podijelite na tri tanjura. Prelijte smjesom od škampa. Poslužite s kriškama limuna koje ćete iscijediti preko škampi i povrća.

SALATA OD RAKOVA S AVOKADOM, GREJPOM I JICAMA

OD POČETKA DO KRAJA:30 minuta pripreme: 4 porcije

NAJBOLJE JE MESO JUMBO GRUDICE ILI RAKOVA S LEĐNE PERAJEZA OVU SALATU. VELIKI KOMADI MESA RAKOVA MOGU SE DOBRO KORISTITI U SALATAMA. BACKFIN JE MJEŠAVINA IZLOMLJENIH KOMADIĆA MESA JUMBO RAKOVA I MANJIH KOMADIĆA MESA RAKOVA IZ TIJELA RAKOVA. IAKO JE STRAŽNJE KRILO MANJE OD VELIKOG RAKA, DOBRO FUNKCIONIRA. NARAVNO, SVJEŽI SU NAJBOLJI, ALI ODMRZNUTI SMRZNUTI ŠKAMPI SU DOBAR IZBOR.

6 šalica mladog špinata

½ srednje velike jicama, oguljene i očišćene od juliena*

2 ružičasta ili rubin grejpa, oguljena, bez sjemenki i nasjeckana**

2 manja avokada prerezana na pola

1 funta jumbo grude ili mesa rakova s leđne peraje

Dresing od grejpa od bosiljka (pogledajte recept desno)

1. Podijelite špinat u četiri zdjelice. Prelijte jicama, kriškama grejpa i miješanim voćnim sokom, avokadom i mesom rakova. Prelijte preljevom od bosiljka i grejpa.

Preljev od grejpa od bosiljka: U staklenku pomiješajte ⅓ šalice ekstra djevičanskog maslinovog ulja; ¼ šalice svježeg soka od grejpa; 2 žlice svježeg soka od naranče; ½ malog mladog luka, sitno nasjeckanog; 2 žlice sitno nasjeckanog svježeg bosiljka; ¼ žličice mljevene crvene paprike; i ¼ žličice crnog papra. Poklopiti i dobro protresti.

*Savjet: Gulilica za julienne brzo reže jicama na tanke trakice.

**Savjet: Da biste izrezali grejp, odrežite krišku s kraja peteljke i dna voća. Stavite ga okomito na radnu površinu. Izrežite voće na dijelove, od vrha prema dolje, prateći zaobljeni oblik voća kako biste uklonili kožu u trakicama. Držite voće iznad zdjele i nožem za guljenje odrežite središte voća sa strane svakog segmenta kako biste odvojili pulpu. Kriške s nakupljenim sokom stavite u zdjelu. odbacite srž.

KUHAJTE REP CAJUNSKOG JASTOGA S AIOLIJEM OD ESTRAGONA

PRIPREMA: 20 minuta kuhanja: 30 minuta priprema: 4 porcije FOTOGRAFIJA

ZA ROMANTIČNU VEČERU U DVOJE, OVAJ SE RECEPT LAKO MOŽE PREPOLOVITI. KORISTITE VRLO OŠTRE KUHINJSKE ŠKARE DA ODREŽETE OKLOP S REPA JASTOGA I DOĐETE DO BOGATOG MESA.

2 recepta za Cajun začin (vidi recept)
12 režnjeva češnjaka, oguljenih i prerezanih na pola
2 limuna prerezana na pola
2 velike mrkve, oguljene
2 štapića celera, oguljena
2 glavice luka komorača narezati na tanke ploške
1 kg cijelih gljiva
4 repa Maine jastoga od 7-8 oz
4 x 8-inčni ražnjići od bambusa
½ šalice paleo aïoli (majoneze s češnjakom) (vidi recept)
¼ šalice Dijon senfa (vidi recept)
2 žlice svježeg estragona ili peršina

1. U loncu od 8 litara pomiješajte 6 šalica vode, Cajun začine, češnjak i limun. vrije; Neka kuha 5 minuta. Smanjite vatru da tekućina zakipi.

2. Mrkvu i celer poprečno prerezati na četiri dijela. U tekućinu dodajte mrkvu, celer i komorač. Poklopite i kuhajte 10 minuta. dodati gljive; poklopite i kuhajte 5

minuta. Šupičastom žlicom prebacite povrće u zdjelu. držati ga toplim.

3. Počevši od kraja tijela svakog repa jastoga, umetnite ražanj između mesa i oklopa, gotovo do kraja repa. (Ovo će spriječiti da se rep uvije tijekom kuhanja.) Smanjite vatru. Repove jastoga kuhajte u tekućoj tekućini u tavi 8 do 12 minuta ili dok oklop ne postane jarko crven, a meso mekano kada ga probodete vilicom. Izvadite jastoga iz tekućine od kuhanja. Držite rep jastoga kuhinjskom krpom i uklonite i bacite ražnjiće.

4. Pomiješajte paleo aioli, dijon senf i estragon u maloj posudi. Poslužite uz jastoga i povrće.

POMFRIT OD ŠKOLJKI S AÏOLIJEM OD ŠAFRANA

OD POČETKA DO KRAJA: NAKON 1¼ SATA: 4 DOZE

TO JE PALEO VERZIJA FRANCUSKOG KLASIKADAGNJE PIRJANE U BIJELOM VINU I ZAČINSKOM BILJU, POSLUŽENE S TANKIM I HRSKAVIM BIJELIM KRUMPIROM. ODBACITE SVE ŠKOLJKE KOJE SE NE ZATVORE PRIJE KUHANJA—I SVE ŠKOLJKE KOJE SE NE OTVORE NAKON KUHANJA.

POMFRIT OD PASTRNJAKA
- 1½ funte pastrnjaka, oguljenog i narezanog na julienne trake od 3 x ¼ inča
- 3 žlice maslinovog ulja
- 2 češnja češnjaka sitno nasjeckana
- ¼ žličice crnog papra
- ⅛ žličice kajenskog papra

ŠAFRAN AIOLI
- ⅓ šalice paleo aïoli (majoneze od češnjaka) (vidi<u>recept</u>)
- ⅛ žličice šafrana, malo zdrobljenog

LJUSKA
- 4 žlice maslinovog ulja
- ½ šalice sitno nasjeckane ljutike
- 6 češnja češnjaka, sitno nasjeckanog
- ¼ žličice crnog papra
- 3 šalice suhog bijelog vina
- 3 velike grančice pljosnatog peršina
- 4 kilograma školjki, očišćenih i otkoštenih*
- ¼ šalice nasjeckanog svježeg talijanskog peršina

2 žlice svježeg estragona (po želji)

1. Za pomfrit od pastrnjaka zagrijte pećnicu na 450°F. Namočite narezani pastrnjak u dovoljno hladne vode da ga prekrijete u hladnjaku 30 minuta. filtrirajte i osušite papirnatim ručnikom.

2. Veći pleh obložiti papirom za pečenje. Stavite pastrnjak u veliku zdjelu. U maloj posudi pomiješajte 3 žlice maslinovog ulja, 2 češnja mljevenog češnjaka, ¼ žličice crnog papra i kajenski papar. Pospite pastrnjaka i poklopite. Pastrnjak ravnomjerno rasporedite u pripremljenu tepsiju. Pecite, povremeno miješajući, 30-35 minuta ili dok ne omekša i počne rumeniti.

3. Za Aïoli Paleo, pomiješajte aïoli i šafran u maloj posudi. Pokrijte i ohladite do posluživanja.

4. U međuvremenu, u loncu od 6-8 litara ili u pećnici zagrijte 4 žlice maslinovog ulja na srednje jakoj vatri. Dodajte ljutiku, 6 češnjeva češnjaka i ¼ žličice crnog papra; kuhajte oko 2 minute ili dok ne omekša i ne uvene, često miješajući.

5. U lonac dodajte vino i grančice peršina; vrije. Dodajte školjke i promiješajte nekoliko puta. Poklopljeno kuhajte na laganoj vatri, dvaput lagano miješajući, 3-5 minuta ili dok se ljuska ne otvori. Bacite neotvorene školjke.

6. Koristeći veliku lopaticu, stavite školjke u plitke zdjelice za juhu. Izvadite grančice peršina iz tekućine za kuhanje i bacite ih; Školjke prelijte tekućinom od

kuhanja. Po želji ukrasite nasjeckanim peršinom i estragonom. Poslužite odmah s pomfritom od pastrnjaka i aïolijem od šafrana.

* Savjet: dagnje kuhajte na dan kupnje. Ako koristite školjke ubrane u divljini, potopite ih u zdjelu hladne vode 20 minuta kako biste isprali pijesak i šljunak. (Ovo nije potrebno za školjke uzgojene na farmama.) Ribajte školjke jednu po jednu čvrstom četkom pod hladnom tekućom vodom. Oko 10-15 minuta prije kuhanja očistite školjke od sjemenki. Brada je mala zbirka vlakana koja izlaze iz ljuske. Za uklanjanje brade, uhvatite uzicu između palca i kažiprsta i povucite je prema šarki. (Ova metoda ne ubija školjku.) Također možete koristiti hvataljke ili hvataljke za ribe. Provjerite jesu li ljuske svake školjke dobro zatvorene. Kad su školjke otvorene, lagano ih lupnite o radnu površinu. Bacite ljuske koje se ne zatvore u roku od nekoliko minuta. Školjke s napuklim ili oštećenim ljuskama bacite.

PRŽENE DAGNJE S OKUSOM MRKVE

OD POČETKA DO KRAJA:30 minuta pripreme: 4 porcijeFOTOGRAFIJA

ZA PREKRASNU ZLATNU KORICU,PRIJE NEGO ŠTO IH DODATE U TAVU, PROVJERITE JE LI POVRŠINA JAKOBOVIH KAPICA STVARNO SUHA - A TAVA JE VRUĆA. OSTAVITE JAKOBOVE KAPICE DA SE PRŽE 2-3 MINUTE BEZ DA IH OMETATE I PAŽLJIVO IH PROVJERITE PRIJE NEGO ŠTO IH OKRENETE.

1 funta svježih ili smrznutih školjki, osušite papirnatim ručnicima

3 srednje cikle, oguljene i nasjeckane

½ Granny Smith jabuke, oguljene i nasjeckane

2 jalapeñosa sa peteljkama, bez sjemenki i nasjeckanih (vidisavjet)

¼ šalice nasjeckanog svježeg cilantra

2 žlice nasjeckanog crvenog luka

4 žlice maslinovog ulja

2 žlice svježeg soka od limete

bijeli papar

1. Odmrznite školjke ako su smrznute.

2. Da biste napravili preljev od cikle, pomiješajte ciklu, jabuku, jalapeño, cilantro, luk, 2 žlice maslinovog ulja i sok od limete u srednjoj zdjeli. Dobro promiješajte. Ostavite sa strane dok pripremate jakobove kapice.

3. Isperite ljusku; Obrišite papirnatim ručnikom. U velikoj tavi zagrijte preostale 2 žlice maslinovog ulja na srednje jakoj vatri. Dodajte školjke; Pirjajte 4-6 minuta ili dok ne porumeni i izvana bude jedva proziran. Jakobove kapice lagano pospite bijelim paprom.

4. Za posluživanje ravnomjerno rasporedite kriške mrkve po tanjurima za posluživanje. Na vrh stavite jakobove kapice. Poslužite odmah.

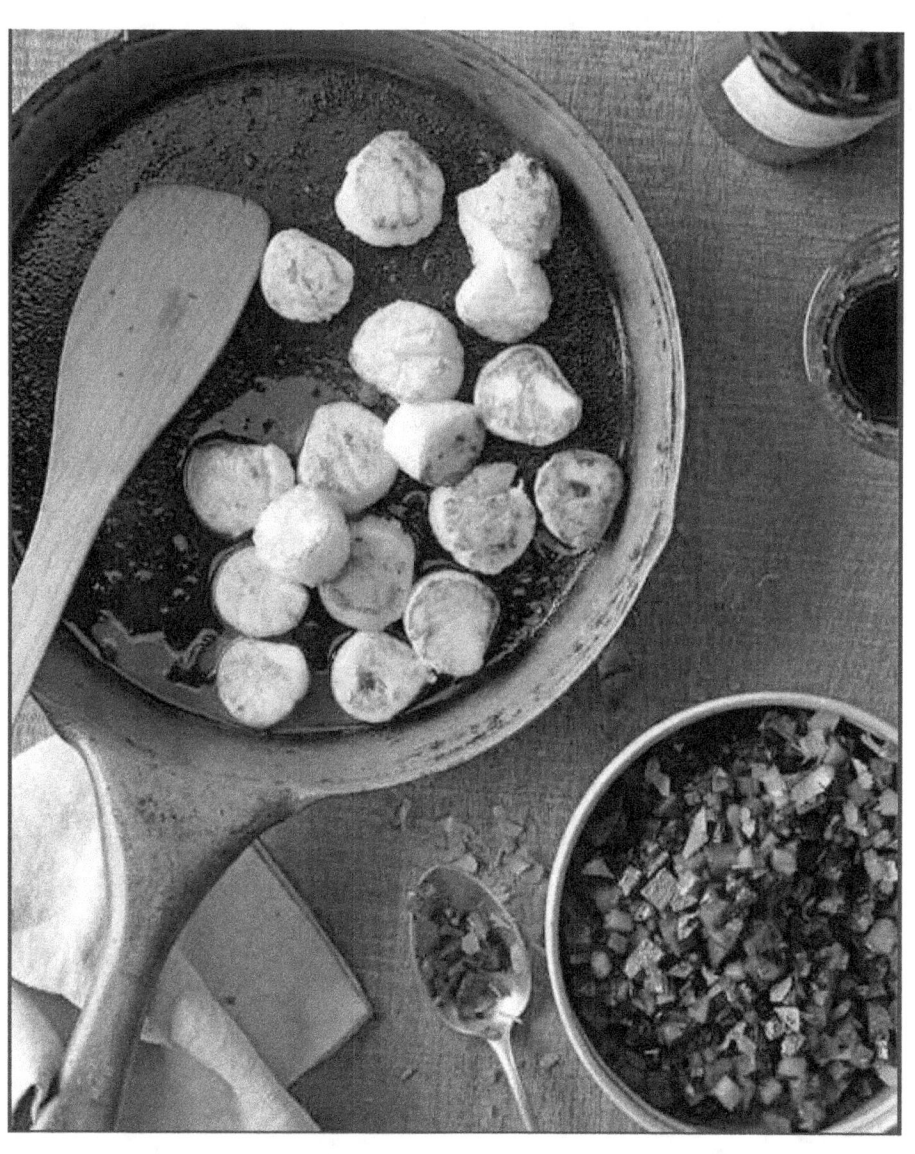

JAKOBOVE KAPICE NA ŽARU SA SALSOM OD KRASTAVACA I KOPRA

PRIPREMA:35 minuta hladno: 1-24 sata roštilj: 9 minuta: 4 porcije

EVO SAVJETA KAKO DOBITI NAJNETAKNUTIJI AVOKADO:KUPITE IH KAD SU SVIJETLOZELENE I ČVRSTE, A ZATIM IH OSTAVITE DA SAZRIJEVAJU NA PULTU NEKOLIKO DANA—DOK NE POPUSTE SAMO MALO KADA IH LAGANO PRITISNETE PRSTIMA. AKO SU TVRDI I NEZRELI, NEĆE SE OŠTETITI NA PUTU S TRŽIŠTA.

- 12 ili 16 svježih ili smrznutih školjki (ukupno 1¼ do 1¾ funte)
- ¼ šalice maslinovog ulja
- 4 češnja češnjaka sitno nasjeckana
- 1 žličica svježe mljevenog crnog papra
- 2 srednje tikvice, narezane po dužini i prepolovljene
- ½ srednjeg krastavca, prepolovljen po dužini i tanko narezan poprečno
- 1 srednji avokado, prepolovljen, bez koštica, oguljen i nasjeckan
- 1 srednja rajčica, bez jezgre, jezgre i nasjeckana
- 2 žličice pržene svježe metvice
- 1 žličica nasjeckanog svježeg kopra

1. Odmrznite školjke ako su smrznute. Isperite školjke hladnom vodom; Obrišite papirnatim ručnikom. U velikoj zdjeli pomiješajte 3 žlice ulja, češnjak i ¾ žličice papra. Dodajte školjke; Lagano promiješajte da

se prekrije. Pokrijte i ostavite u hladnjaku najmanje 1 sat ili najviše 24 sata, povremeno miješajući.

2. Polovicu tikvica premažite preostalom 1 žlicom ulja. ravnomjerno pospite s preostalom ¼ žličice papra.

3. Jakobove kapice ocijedite i bacite marinadu. Provucite po dva ražnjića od 10 do 12 inča kroz svaku jakobovu kapicu, koristeći 3 ili 4 ražnjića za svaki ražanj, ostavljajući ½ inča prostora između jakobovih kapica. * (Ako jakobove kapice nanižete na dva ražnja, ostat će stabilne tijekom pečenja i okretanja.)

4. Za roštilj na ugljen ili plin, stavite ćevape i polovice tikvica direktno na roštilj na srednje jaku vatru. ** Poklopite i pecite na roštilju dok jakobove kapice ne postanu neprozirne, a tikvice omekšane. Ostavite 6-8 minuta za školjke i 9-11 minuta za tikvice.

5. Za salsu, pomiješajte krastavac, avokado, rajčicu, metvicu i kopar u srednjoj zdjeli. Pažljivo promiješajte. Na svaki od četiri tanjura za posluživanje stavite po 1 školjku. Tikvice prerežite poprečno na pola i zajedno s jakobovim kapicama stavite na tanjure. Mješavinu krastavaca ravnomjerno prelijte preko jakobovih kapica.

*Savjet: Ako koristite drvene ražnjiće, prije upotrebe ih namočite u dovoljno vode da budu prekriveni 30 minuta.

** Za pečenje na roštilju: Pripremite kako je opisano u koraku 3. Stavite ćevape i polovice tikvica na nezagrijanu rešetku u tavi. Kuhajte 4-5 centimetara od vatre dok jakobove kapice ne postanu prozirne, a tikvice omekšane. Ostavite 6-8 minuta za školjke i 10-12 minuta za tikvice.

PEČENE DAGNJE S UMAKOM OD RAJČICE, MASLINOVOG ULJA I ZAČINSKOG BILJA

PRIPREMA: 20 minuta kuhanja: 4 minute priprema: 4 porcije

UMAK JE GOTOVO KAO TOPLI VINAIGRETTE. POMIJEŠAJTE MASLINOVO ULJE, NASJECKANU SVJEŽU RAJČICU, LIMUNOV SOK I ZAČINSKO BILJE TE VRLO LAGANO ZAGRIJTE – TEK TOLIKO DA SE OKUSI SJEDINE – PA POSLUŽITE S PRŽENIM JAKOBOVIM KAPICAMA I HRSKAVOM SALATOM OD SUNCOKRETOVIH SJEMENKI.

JAKOBOVE KAPICE I UMAK
- 1 do 1,5 funta velikih svježih ili smrznutih jakobovih kapica (oko 12)
- 2 velike romske rajčice, oguljene, očišćene od koštice i nasjeckane
- ½ šalice maslinovog ulja
- 2 žlice svježeg soka od limuna
- 2 žlice nasjeckanog svježeg bosiljka
- 1-2 žličice sitno nasjeckanog vlasca
- 1 žlica maslinovog ulja

SALATA
- 4 šalice sjemenki suncokreta
- 1 limun narezan na kriške
- Ekstra djevičansko maslinovo ulje

1. Odmrznite školjke ako su smrznute. Isperite ljusku; osušite ga. Stavila si me na stranu.

2. Za umak pomiješajte rajčice, ½ šalice maslinovog ulja, limunov sok, bosiljak i vlasac u maloj tavi. stavite ga na stranu.

3. Zagrijte 1 žlicu maslinovog ulja u velikoj tavi na srednje jakoj vatri. Dodajte školjke; Kuhajte 4-5 minuta ili dok ne porumene i postanu neprozirne. Okrenite jednom na pola kuhanja.

4. Klice staviti u zdjelu za salatu. Preko klica iscijediti kolutove limuna i pokapati s malo maslinova ulja. Baci ga u igru.

5. Zagrijte umak na laganoj vatri. ne kuhati. Za posluživanje stavite umak u sredinu tanjura; Na vrh stavite 3 jakobove kapice. Poslužite uz salatu od klica.

*Savjet: Za jednostavno guljenje rajčica, stavite rajčice u tavu s kipućom vodom na 30 sekundi do 1 minute ili dok se kora ne počne cijepati. Izvadite rajčice iz kipuće vode i odmah ih uronite u zdjelu s ledenom vodom kako biste zaustavili proces kuhanja. Kad se rajčice dovoljno ohlade, ogulite im koru.

CVJETAČA PEČENA U KIMU S KOMORAČEM I BISERNIM LUKOM

PRIPREMA:15 minuta kuhanja: 25 minuta priprema: 4 porcijeFOTOGRAFIJA

IMA NEŠTO POSEBNO PRIVLAČNOO SPOJU PEČENOG, ZEMLJANOG OKUSA PEČENE CVJETAČE I KUMINA. OVO JELO IMA DODATNU SLATKOĆU SUHIH RIBIZA. AKO ŽELITE, MOŽETE GA ZAGRIJATI U KORAKU 2 S ¼ DO ½ ŽLIČICE MLJEVENE CRVENE PAPRIKE, KUMINA I RIBIZA.

3 žlice nerafiniranog kokosovog ulja

1 srednja cvjetača, izrezana na cvjetiće (4-5 šalica)

2 glavice komorača, grubo nasjeckanog

1½ šalice smrznutog bisernog luka, odmrznutog i ocijeđenog

¼ šalice sušenog ribiza

2 žličice mljevenog kima

Svježi kopar nasjeckan (po želji)

1. Zagrijte kokosovo ulje u posebno velikoj tavi na srednje jakoj vatri. Dodajte cvjetaču, komorač i biserni luk. Poklopite i kuhajte 15 minuta uz povremeno miješanje.

2. Smanjite vatru na srednje nisku. Dodajte ribizle i kumin u tavu; Kuhajte bez poklopca oko 10 minuta, ili dok cvjetača i komorač ne omekšaju i porumene. Po želji ukrasite koprom.

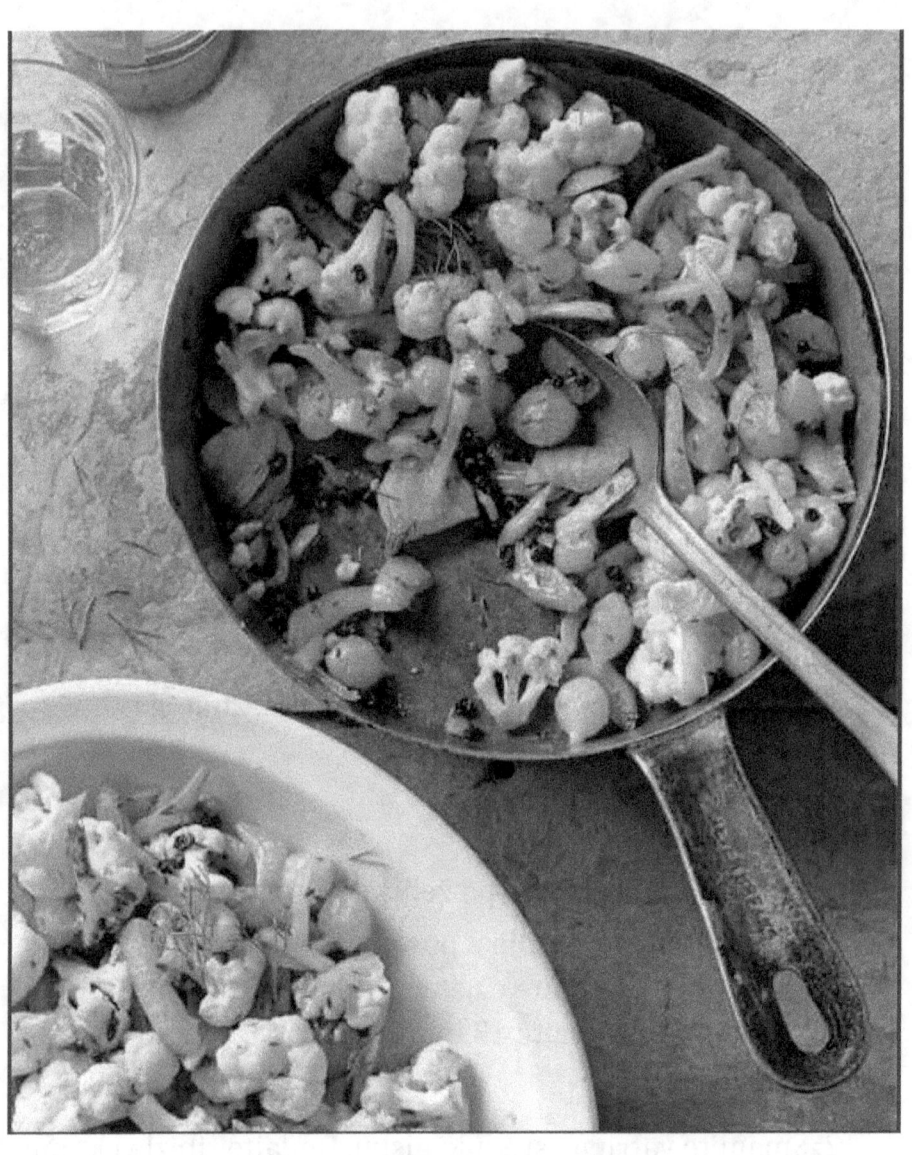

GUSTI UMAK OD RAJČICE I PATLIDŽANA SA ŠPAGETIMA

PRIPREMA: Pečenje 30 minuta: hlađenje 50 minuta: kuhanje 10 minuta: 10 minuta priprema: 4 porcije

OVAJ DRSKI UKRAS LAKO JE PREOKRENUTI ZA GLAVNO JELO. DODAJTE OTPRILIKE 1 FUNTU KUHANE MLJEVENE GOVEDINE ILI BIZONA U SMJESU PATLIDŽANA I RAJČICE NAKON ŠTO STE JE RAZBILI LAGANOM GNJEČILICOM ZA KRUMPIR.

- 1 špageti od 2-2,5 kg
- 2 žlice maslinovog ulja
- 1 šalica nasjeckanog, oguljenog patlidžana
- ¾ šalice nasjeckanog luka
- 1 mala crvena paprika, nasjeckana (½ šalice)
- 4 češnja češnjaka sitno nasjeckana
- 4 srednje zrele rajčice, oguljene i grubo nasjeckane po ukusu (oko 2 šalice)
- ½ šalice naribanog svježeg bosiljka

1. Zagrijte pećnicu na 375°F. Manji pleh obložite papirom za pečenje. Špagete tikvicu prerežite na pola poprečno. Koristeći veliku žlicu, ostružite sve sjemenke i vlakna. Tikvu stavite prerezanom stranom prema dolje na pripremljeni lim za pečenje. Pecite bez poklopca 50-60 minuta ili dok bundeva ne omekša. Ostavite da se ohladi na rešetki oko 10 minuta.

2. Zagrijte maslinovo ulje u velikoj tavi na srednje jakoj vatri. Dodajte luk, patlidžan i papar; Kuhajte 5-7 minuta ili dok povrće ne omekša, povremeno

miješajući. Dodajte češnjak; kuhati i miješati još 30 sekundi. Dodajte rajčice; Kuhajte 3-5 minuta ili dok rajčice ne omekšaju, povremeno miješajući. Smjesu lagano zgnječiti gnječilicom za krumpir. Umiješajte polovicu bosiljka. Poklopite i kuhajte 2 minute.

3. Za držanje tikve upotrijebite rukavicu za pećnicu ili ručnik. Vilicom ostružite pire od bundeve u zdjelu srednje veličine. Podijelite tikvicu u četiri zdjelice. Ravnomjerno prekrijte umakom. Pospite preostalim bosiljkom.

PUNJENE PORTOBELLO GLJIVE

PRIPREMA: Pečenje 35 minuta: kuhanje 20 minuta: 7 minuta priprema: 4 porcije

DA BISTE DOBILI NAJSVJEŽIJI PORTOBELLOS, POTRAŽITE GLJIVE S JOŠ NETAKNUTIM PETELJKAMA. ŠKRGE TREBAJU BITI VLAŽNE, ALI NE MOKRE ILI CRNE I DOBRO RAZMAKNUTE. ZA PRIPREMU SVIH VRSTA GLJIVA OBRIŠITE IH BLAGO VLAŽNIM PAPIRNATIM RUČNIKOM. GLJIVE NIKADA NE POTAPAJTE NITI POTAPAJTE U VODU - POSTAT ĆE JAKO UPIJAJUĆE, KAŠASTE I MOKRE.

- 4 velike portobello gljive (ukupno oko 1 funta)
- ¼ šalice maslinovog ulja
- 1 žlica dimljenog začina (vidi recept)
- 2 žlice maslinovog ulja
- ½ šalice nasjeckane ljutike
- 1 žlica mljevenog češnjaka
- 1 funta blitve, očišćene i nasjeckane (oko 10 šalica)
- 2 žličice mediteranskih začina (vidi recept)
- ½ šalice nasjeckanih rotkvica

1. Zagrijte pećnicu na 400°F. Uklonite peteljke gljivama i ostavite za korak 2. Vrhom žlice ostružite škrge s klobuka. odbaciti škrge. Stavite klobuke gljiva u pravokutnu vatrostalnu posudu od 3 litre. Premažite obje strane gljiva s ¼ šalice maslinovog ulja. Okrenite klobuk gljive tako da je drška okrenuta prema gore. Pospite dimljenim začinima. Pleh prekriti

aluminijskom folijom. Pecite poklopljeno oko 20 minuta ili dok ne omekša.

2. U međuvremenu nasjeckajte odvojene stabljike gljiva; stavite ga na stranu. Za izradu blitve uklonite debela rebra s listova i bacite ih. Listove blitve sitno narežite.

3. U posebno velikoj tavi zagrijte 2 žlice maslinovog ulja na srednje jakoj vatri. Dodajte ljutiku i češnjak; zakuhajte i miješajte 30 sekundi. Dodajte nasjeckane peteljke gljiva, nasjeckanu blitvu i mediteranske začine. Kuhati otklopljeno 6-8 minuta, odnosno dok blitva ne omekša uz povremeno miješanje.

4. Smjesu od blitve rasporedite preko klobuka gljiva. Preostalom tekućinom u vatrostalnoj posudi prelijte punjene gljive. Na vrh nasjeckane rotkvice.

PRŽENI RADIČ

PRIPREMA:20 minuta kuhanja: 15 minuta priprema: 4 porcije

RADIČ JE JELO KOJE SE NAJČEŠĆE JEDEKAO DIO SALATE ZA DODAVANJE UGODNE GORČINE MJEŠAVINI ZELENILA - ALI MOŽE SE I SAMOSTALNO PEĆI ILI PEĆI NA ROŠTILJU. RADIČU JE SVOJSTVENA BLAGA GORČINA, ALI NE ŽELITE DA BUDE PREJAKA. POTRAŽITE MANJE GLAVICE S LIŠĆEM KOJE JE SVJEŽE I HRSKAVO – A NE UVELO. ODREZANI KRAJ MOŽE BITI BLAGO SMEĐI, ALI VEĆINU VREMENA TREBAO BI BITI BIJEL. U OVOM RECEPTU, KAP BALZAMIČNOG OCTA DODAJE MALO SLATKOĆE PRIJE POSLUŽIVANJA.

2 veće glavice radiča

¼ šalice maslinovog ulja

1 žličica mediteranskih začina (vidirecept)

¼ šalice balzamičnog octa

1. Zagrijte pećnicu na 400°F. Narežite radič na četvrtine, ostavljajući malo koštice (trebalo bi biti 8 klinova). Prerezanu stranu kriški radiča premažite maslinovim uljem. Stavite kriške licem prema dolje na lim za pečenje. Pospite mediteranskim začinima.

2. Pecite cca. Pecite 15 minuta ili dok radič ne uvene, okrenite jednom na pola kuhanja. Rasporedite radič na tanjur za posluživanje. Prelijte balzamičnim octom; poslužite odmah.

www.ingramcontent.com/pod-product-compliance
Lightning Source LLC
Chambersburg PA
CBHW050346120526
44590CB00015B/1585